“健康龙江行动”宣传丛书

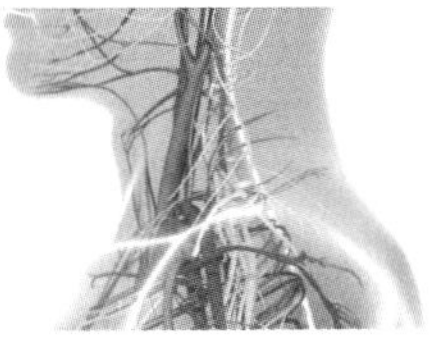

一书读懂
心脑血管疾病

黑龙江省卫生健康委员会
黑龙江省疾病预防控制局　编
黑龙江省疾病预防控制中心

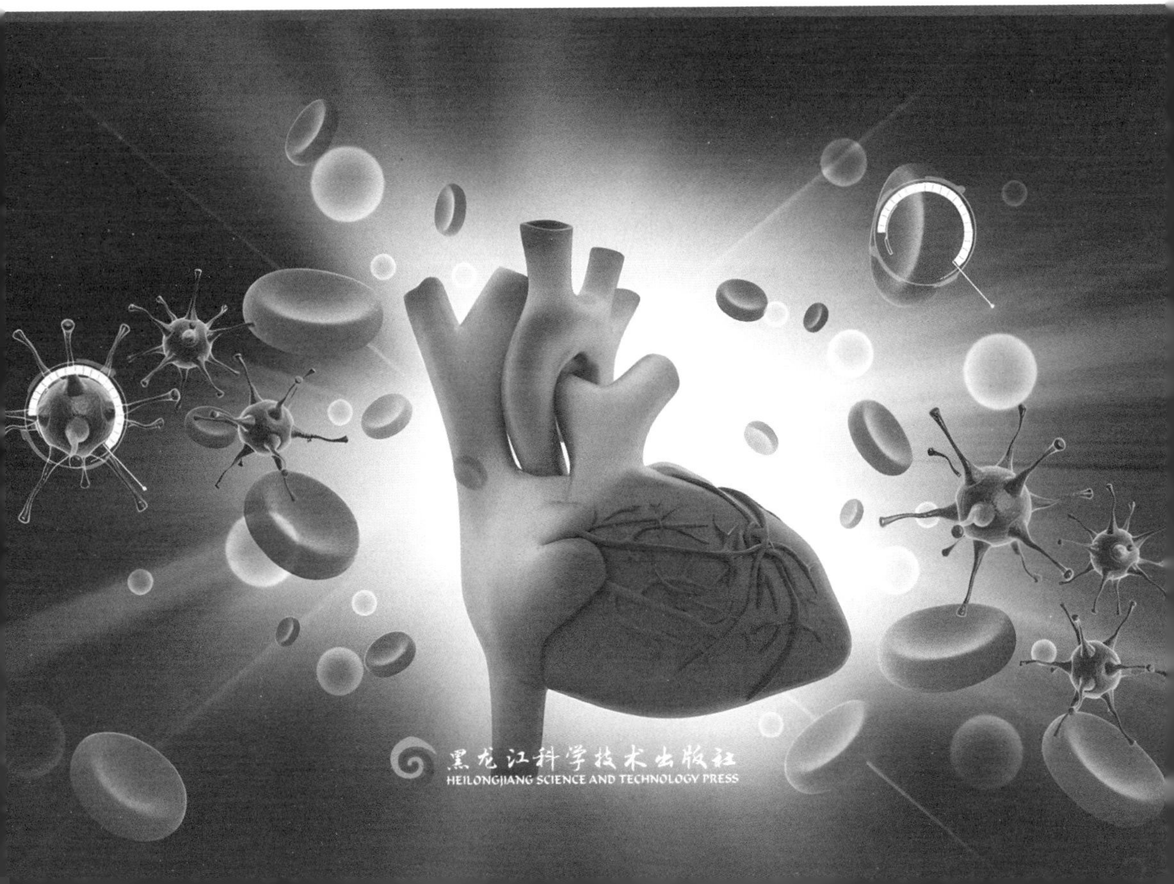

图书在版编目（CIP）数据

一书读懂心脑血管疾病 / 黑龙江省卫生健康委员会，黑龙江省疾病预防控制局，黑龙江省疾病预防控制中心编. 哈尔滨 ： 黑龙江科学技术出版社，2024. 12. -- （“健康龙江行动”宣传丛书）. -- ISBN 978-7-5719-2671-7

Ⅰ. R54；R743

中国国家版本馆 CIP 数据核字第 202453EB68 号

一书读懂心脑血管疾病

YI SHU DU DONG XIN-NAO XUEGUAN JIBING

黑龙江省卫生健康委员会　黑龙江省疾病预防控制局　黑龙江省疾病预防控制中心　编

责任编辑　许俊鹏　刘　路

封面设计　迟丽萍

出　　版　黑龙江科学技术出版社

地址：哈尔滨市南岗区公安街 70-2 号　邮编：150007

电话：（0451）53642106　传真：（0451）53642143

网址：www.lkcbs.cn

发　　行　全国新华书店

印　　刷　哈尔滨午阳印刷有限公司

开　　本　787 mm×1092 mm　1/16

印　　张　8.5

字　　数　130 千字

版　　次　2024 年 12 月第 1 版

印　　次　2024 年 12 月第 1 次印刷

书　　号　ISBN 978-7-5719-2671-7

定　　价　39.80 元

《一书读懂心脑血管疾病》
编委会

主　编　孙　巍　包名家　闫世春

副主编　赵英男　库来霞·巴哈提　秦爱萍

编　委　（以姓氏笔画为序）

于　兰　王　欣　王　蕾　王茳莉　王惠君　王智勇
田文静　代伟萍　兰　莉　闫　芳　闫世春　闫翠翠
刘书睿　刘旭东　安秀丽　许丽丽　李　众　李　琳
李阳春　李雨泽　何伟丽　库来霞·巴哈提　张世婷
张春美　张莉莉　陈海军　金春龙　周　勇　赵英男
赵健成　姜　虹　秦爱萍　徐　军　栾　添　黄　巍
崔晓明　梁静媛　董　锐　蒋志坚　程大伟　靳　林

前　言

随着社会经济的发展，国民生活方式的变化，尤其是人口老龄化及城镇化进程的加速，居民不健康的生活方式带来的影响日益突出，心脑血管病的发病率仍持续增高。据世界卫生组织数据，心脑血管疾病是全球最主要的致死因素之一，每年夺走约 1790 万人的生命。在我国，心脑血管疾病也是居民首要的死亡原因之一，具有高患病率、高致残率、高复发率和高死亡率等特点。心脑血管疾病威胁着越来越多的人的生命健康，且呈年轻化趋势，这已成为重要的公共卫生问题。

本书分为高血压防治篇、心血管防治篇、脑血管防治篇，针对我国居民关心的心脑血管防治问题进行了专业的解答，有助于提高居民心脑血管疾病防治知识知晓率。尽管所有参与本书编写的编审人员都付出了巨大努力，但可能还会存在疏漏之处，恳请广大读者提出宝贵意见。

编者

2024 年 8 月

目 录

第一章

高血压病防治

一、认识高血压

高血压是我国患病人数较多的慢性病之一，患者超过 2.7 亿，是城乡居民心脑血管疾病死亡最重要的危险因素。高血压包括原发性和继发性，其中，原发性高血压占 90% ~ 95%，继发性高血压占 5% ~ 10%。对高血压汹涌澎湃的增长速度与危害性，人们已经有了一定认识，但是哪些认识是正确的？哪些认识是错误的？了解这些，有利于我们更好地预防高血压，战胜高血压。

1. 血压的早晚变化规律

由于人体生物钟的控制，身体的许多生命活动指征在一天中会呈现出周期性的变化，我们称这一特性为昼夜节律性。在昼夜节律性的影响下，人体的血压也呈现昼夜节律性变化，表现为晚上血压偏低而白天血压偏高。

正常人清晨觉醒和起床后血压明显升高，在 08:00 ~ 10:00 血压达到高峰，之后下降；在 16:00 ~ 18:00 血压再次升高，之后会再次缓慢下降；在夜间血压会持续下降，直至凌晨 02:00 ~ 03:00 血压降至最低值。血压变化曲线像一个长柄的“勺子”，称为“勺型”现象。人体的这种变化节律恰好顺应了人类日出而作、日落而息的活动规律，极大地保护了心血管系统的结构和功能。

血压昼夜节律变化受多种因素影响。在老年人群中，这种节律会随着年龄的增长而逐渐减弱，有数据统计：在年龄≥ 60 岁的老年人群中，有 69% 的人的血压呈非勺型状态，是中青年人的 3 倍以上；在年龄≥ 80 岁的高龄老年人群中，丧失正常勺型血压节律的人比例更高，达到 83.3%。血压昼夜节律异常易导致心、脑、肾等器官的损害，同时增加了心肌梗死、脑卒中等风险。

因此，对于血压昼夜节律异常的高血压患者，要通过动态血压监测逐渐摸索出血压的变化规律，医生要根据具体情况指导患者调整用药种类、药物剂量和服药时间，尽早恢复正常的“勺型”昼夜节律变化规律，降低心脑血管疾病及并发症的风险。

2. 十大高血压认知误区和真相

误区 1：我没有感觉怎么会得高血压呢？

真相：大部分高血压患者的血压是逐渐升高的，因此没有任何感觉。但即使没有感觉，高血压仍在损害你的血管、心脏、肾脏和其他器官，有可能导致严重后果。

误区 2：虽然血压高但我没有任何不适，那就不是严重问题。

真相：高血压如果不予以治疗，会导致脑卒中、心肌梗死、肾衰竭、主动脉夹层等健康问题。

误区 3：我年轻，不会得高血压。

真相：任何年龄都可能得高血压，随着年龄增长，患高血压的风险增加。近年来，越来越多的年轻人患上高血压，所以年轻人也需要进行高血压筛查。

误区 4：高血压是家族性疾病，我也逃不掉。

真相：如果你的父母或近亲有高血压病史，那么你也有患病的可能。每天坚持健康的生活方式可以延缓甚至预防高血压。

误区 5：我有高血压但不想吃药，因为药物有副作用。

真相：不予以治疗的高血压比药物导致的副作用更危险！控制高血压有许多安全有效的药物。目前常用降压药物的副作用是轻微的、可逆的。如果一种药物出现副作用，医生可以调整处方换另一种药物。

误区 6：如果我的收缩压（俗称高压）低于我的年龄加 100，我就没事。

真相：无论处于任何年龄阶段，理想的血压都是低于 120/80 mmHg，而高血压是指血压水平在 140/90 mmHg 及以上。

误区 7：生活方式管理能治愈高血压。

真相：生活方式管理很重要，能帮助预防或管理高血压。但如果严格生活方式管理 1 个月后仍有高血压，或是中高危风险的高血压人群，应立即进行降压药物治疗。

误区 8：我的血压已经低于 140/90 mmHg，可以停药了。

真相：不要自行停药！应严格遵医嘱逐渐减量观察但不能自行停药。血压正常是药物控制的结果，而不是已经“治好了”高血压。血压的重点在于控制，自行停药可能导致血压再次升高，大部分高血压患者需要终身服药。

误区 9：我不需要定期测量血压。

真相：定期测量血压非常重要，对于曾被诊断为高血压的患者更是如此。记录血压测量结果，确保家庭自测血压控制在 135/85 mmHg 以下。高血压患者应早、晚各测量 2 ~ 3 次，每次间隔 1 分钟；血压控制良好者每周至少测量 1 次。

误区 10：我做饭用盐较少，所以不会得高血压。

真相：注意“隐性盐”。无论从哪里摄入盐分，都会导致血压升高。如咸菜、罐头、火腿和腌制品等加工或预包装食品，含盐量都较高。

3. 高血压的诊断

（1）以诊室血压测量结果为主要诊断依据。

诊室血压的高血压诊断界值：收缩压≥ 140 mmHg 和 / 或舒张压≥ 90 mmHg。

未服用降血压药物的患者，首诊发现收缩压≥ 140 mmHg 和 / 或舒张压≥ 90 mmHg，建议在 4 周内复查两次，非同日 3 次测量均达到上述诊断界值，即可考虑确诊。

血压受多种因素影响，具有明显的波动性，不能仅凭一次诊室血压值确立高血压诊断。若首诊时血压显著升高，收缩压≥ 180 mmHg 和 / 或舒张压≥ 110 mmHg，根据有无急性症状进行判断。伴有急性症状者，建议立即转诊，由转至的上级医院决定是否确立高血压诊断。无明显症状者，排除其他可能的诱因，并安静休息后复测血压值仍达此标准，即可确诊，建议立即给予药物治疗。

（2）以诊室外血压测量结果为辅助诊断依据。

诊室血压不能确立高血压诊断者、怀疑“白大衣高血压”或“隐蔽性高血压”者，有条件者可使用动态血压监测或家庭自测血压结果作为辅助诊断依据，无条件者建议转诊至上级医院。

动态血压监测指标包括：24 小时、白天（清醒活动）与夜间（睡眠）血压（收缩压和舒张压）的平均值，其反映不同时段血压的总体水平，是目前动态血压监测诊断高血压的主要依据。

动态血压监测的高血压诊断标准如下：

① 24 小时平均收缩压≥ 130 mmHg 和 / 或舒张压≥ 80 mmHg。

②白天平均收缩压≥ 135 mmHg 和 / 或舒张压≥ 85 mmHg。

③夜间平均收缩压≥ 120 mmHg 和 / 或舒张压≥ 70 mmHg。

满足①②③中任意一项，即可确诊。

家庭自测血压采用数天多次测量结果的平均值作为高血压诊断依据。

家庭自测血压的高血压诊断标准如下：

收缩压≥ 135 mmHg 和 / 或舒张压≥ 85 mmHg。

注意：家庭自测血压用于高血压辅助诊断时应谨慎，应确保使用经认证的上臂式电子血压计，测量时符合操作要求。

4. 特殊定义高血压

（1）白大衣高血压。

“白大衣高血压”是指反复出现的诊室血压升高，而诊室外的动态血压监测和 / 或家庭自测血压正常。

诊断条件：

①诊室血压≥ 140/90 mmHg。

②动态血压监测 24 小时平均值＜ 130/80 mmHg，且动态血压监测白天的平均值＜ 135/85 mmHg，夜间的平均值＜ 120/70 mmHg。

③家庭自测血压平均血压＜ 135/85 mmHg。

在未经治疗的情况下，满足①②或①③即可诊断为白大衣高血压，建议 3 ~ 6 个月内确诊。白大衣高血压可能受多种因素影响，但主要原因为患者在医生诊室测量血压时，出现的警觉反应而使血压升高。

在诊室血压升高的人群中，白大衣高血压的患病率 15% ~ 40%，在年龄大者、女性、不吸烟者中更为常见。此外，诊室血压水平不同，白大衣高血压的患病率也不同。其中 1 级高血压患者中，白大衣高血压的占比为 55%，而在 3 级高血压患者中仅为 10%。

最近研究显示，白大衣高血压者患心血管的风险低于高血压患者，但长期心血管事件风险高于血压正常的人群。

（2）隐蔽性高血压。

隐蔽性高血压是指诊室血压正常，而诊室外的动态血压监测和 / 或家庭自测血压升高。

诊断条件：

①诊室血压＜ 140/90 mmHg。

②动态血压监测 24 小时平均值≥ 130/80 mmHg，和 / 或 动态血压监测白天的平均值≥ 135/85 mmHg，和 / 或 动态血压监测夜间的平均值≥ 120/70 mmHg。

③家庭自测血压平均血压≥ 135/85 mmHg。

在未经治疗的情况下，满足①②或①③即可诊断为隐蔽性高血压，建议 3 ~ 6 个月内确诊。

人群调查显示，隐蔽性高血压的患病率为 10% ~ 26%（平均 13%），基于临床研究中血压正常的人群，其患病率为 14 % ~ 30%。在年轻人、男性、吸烟、饮酒、不经常体育活动、焦虑、工作压力、肥胖、糖尿病、慢性肾脏疾病、高血压家族史、诊室血压正常高值人群中，隐蔽性高血压患病率较高。

近期的研究及荟萃分析显示，与正常血压人群相比，隐蔽性高血压者的心血管事件风险显著增加，其接近甚至超过高血压患者的风险。

（3）单纯收缩期高血压。

单纯收缩期高血压定义：收缩压≥ 140 mmHg 且舒张压 <90 mmHg。

我国调查数据显示，在未接受降血压治疗的人群中，单纯收缩期高血压的患病率为 7.6%，且随着年龄的增长而增加，65 岁以上老人患病率约为 22%，女性较男性更常见。老年单纯收缩期高血压的发病机制跟动脉硬化有关，中心动脉和外周动脉的收缩压均升高。部分年轻人可能存在单纯收缩期高血压，尤其是年轻男性，其发病机制与老年人不同，外周动脉收缩压升高，中心动脉收缩压不升高，主动脉收缩压正常。

临床试验数据显示，单纯收缩期高血压的血压下降可明显降低心血管事件风险。但既往数据多为老年单纯收缩期高血压，目前有关青年单纯收缩期高血压与心血管疾病风险的关系，临床证据尚不确定。

5. 血压分类和高血压分级

按血压水平，血压分为正常血压、正常高值血压、高血压，又进一步将高血压分为 1 级、2 级、3 级，见下表。用于以上分类和分级的血压水平主要依据诊室坐位血压，以收缩压或舒张压的最高水平为准。近年来我国动态血压监测和家庭自测血压的应用日益广泛，其测量值也可作为高血压的辅助诊断依据，但目前尚无基于我国诊室外血压水平进行血压分类及高血压分级的可靠数据。

诊室血压分类和高血压分级定义

分类	收缩压 / mmHg		舒张压 / mmHg
正常血压	<120	和	<80
高血压前期	120 ~ 139	和 / 或	80 ~ 89
高血压	≥ 140	和 / 或	≥ 90
1 级高血压（轻度）	140 ~ 159	和 / 或	90 ~ 99
2 级高血压（中度）	160 ~ 179	和 / 或	100 ~ 109
3 级高血压（重度）	≥ 180	和 / 或	≥ 110
单纯收缩期高血压	≥ 140	和	<90

注：若患者的收缩压与舒张压分属不同级别时，则以较高的级别为准；单纯收缩期高血压可按照收缩压水平分为 1、2、3 级。

二、血压测量

1. 规范测量血压的意义

血压测量是诊断高血压的基本手段，血压值是诊断与治疗高血压的主要依据，亦是疗效评估及基层医生工作考核的主要指标。因此，推广规范化的血压测量尤为重要。

2. 测量方式

血压测量方式包括诊室血压测量和诊室外血压测量。诊室外血压测量包括动态血压监测和家庭自测血压。

（1）诊室血压测量（Office Blood Pressure Monitoring，OBPM）。

以诊室血压测量作为确诊高血压的主要依据。

（2）家庭自测血压（Home Blood Pressure Monitoring，HBPM）。

作为患者自我管理的主要手段，也可用于辅助诊断。

（3）动态血压监测（Ambulatory Blood Pressure Monitoring，ABPM）。

有条件的基层医疗卫生机构可采用，作为辅助诊断及调整药物治疗的依据。

3. 测量仪器的选择

推荐使用经国际标准认证的上臂式电子血压计。

不推荐使用腕式、手指式电子血压计或水银柱血压计。

（1）认证标准。

血压计认证的国际标准包括：欧洲高血压学会（European Society of Hypertension，ESH）、英国高血压学会（British Hypertension Society，BHS）和美国医疗器械促进协会（Association for the Advancement of Medical Instrumentation，AAMI）标准。

（2）袖带规格。

袖带大小适合患者上臂臂围，袖带气囊至少应覆盖患者上臂的80%周径。

①一般人群可使用气囊长22～26 cm，宽12 cm的标准规格袖带。

②肥胖者或臂围大者（＞32 cm）应使用大规格气囊袖带。

（3）定期校准。

定期对血压计进行校准，保证仪器测量准确。电子血压计至少每年校准1次。

4. 诊室血压测量方法

规范测量“三要点”：设备精准、安静放松、位置规范。

（1）设备精准。

①选择经认证合格的上臂式医用电子血压计。

②定期校准医用电子血压计。

（2）安静放松。

①去除可能的影响因素，如被测者测量前 30 分钟禁止吸烟，禁止饮酒、茶或咖啡等，避免剧烈运动，排空膀胱，保持心绪平稳。

②被测者安静休息至少 5 分钟。

③测量血压时，被测者应处于轻松、舒适、安静的环境下，嘱其取端坐位（坐在有靠背的椅子上），双脚平放于地面（禁止交叉），放松且身体保持不动，不说话。

（3）位置规范。

①上臂中点与心脏处于同一水平上。

②袖带下缘应在肘窝上 2.5 cm（约两横指）处。袖带松紧合适，可插入 1 ~ 2 指为宜。

注意：

（1）首诊测量双上臂血压，以后通常测量读数较高的一侧。若双侧测量值差异超过 20 mmHg，应转诊排除外锁骨下动脉狭窄的可能。

（2）每次门诊测量两次，间隔 1 ~ 2 分钟，取两次的平均值记录。如果两次差异＞ 10 mmHg，则测量第 3 次，取后两次的平均值记录。随访期间如果首次测量＜ 140/90 mmHg，则不需要额外测量。

5. 家庭自测血压（HBPM）

家庭自测血压是自我管理血压的核心内容，建议积极推广应用。

（1）什么是 HBPM。

指患者自己或家属在医疗单位外（一般在家庭）测量的血压。

（2）HBPM 的意义。

①提高高血压的知晓率。

HBPM 的重要意义在于通过规范血压监测，发现血压升高后进行及时诊断与治疗，延缓或减少心、脑、肾等并发症发生，改善患者预后。

②提高高血压诊断的准确性。

HBPM 是在家中测量血压，可获取日常生活状态下的多次血压记录，可更准确、更全面反映被测试者日常状态下的血压水平，并可识别白大衣高血压、发现隐蔽性高血压。因此，可提高高血压诊断的准确性。

③提高高血压患者预后判断的准确性。

相比诊室血压，HBPM 可更好预测高血压患者心血管事件风险。

④提高血压控制率。

HBPM 可增强患者主动参与性，改善患者长期治疗的依从性，提高血压控制率。

（3）HBPM 的测量方法。

①培训。

被测试者或家属应接受医务人员的培训与指导。

培训的内容：高血压相关知识、仪器选择、血压测量及记录方法、血压值的变异性、测量结果解读等。

②仪器选择和校准。

推荐使用国际标准认证合格的上臂式电子血压计，不推荐使用腕式或手指式电子血压计和水银柱血压计。电子血压计至少每年校准 1 次。

③测量方法。

与诊室血压测量方法一致。

④测量频率、时间和天数。

a. 新诊断、治疗早期或经治疗血压未达标者。

建议就诊前每天早晚各测量血压 1 次，每次测量 2 ~ 3 遍，间隔 1 ~ 2 分钟，连续 5 ~ 7 天，取平均值。

b. 血压达标且稳定者。

建议每周至少测量 1 天，早晚各测量 1 次，每次测量 2 ~ 3 遍。

c. 早晚血压测量时间。

早上：起床后 1 小时内、服降压药前和早餐前、排尿后，相对固定时间测量血压。

晚上：晚饭后、临睡前，排尿后，相对固定时间测量血压。

d. 如实记录每次血压测量结果，随访时提供给医务人员作为诊疗参考依据。

e. 注意：尚未诊断为高血压病的成年人应注意监测血压。血压正常者，每年至少在家庭自测血压 1 次；HBPM 在 130 ~ 134/80 ~ 84 mmHg，每月至少在家庭自测血压 1 次。

不建议精神焦虑或擅自改变治疗方案的患者进行家庭血压测量。总之，坚持规范的家庭血压测量，有利于高血压的诊断与治疗，应予以重视。

6. 坐着和躺着测量的血压不同的原因

测量血压最宜采用的体位是坐位（坐着）或仰卧位（躺着）。要注意，用不同的体位测出的血压值有所不同。日常所说的高血压诊断和达标标准是以坐位血压为准的，有时（比如身体不舒展）可能需要躺着测血压，这时要注意尽量规范操作。

体位是常见的影响血压测量结果的因素之一。测量血压时，气囊位置应该与心脏的右心房水平同高，如有偏差就会影响测量的血压值。坐位时，上臂缠绕的气囊位置齐于胸骨中部第四肋水平；卧位时，上臂的气囊与腋中线同一高度。

而在实际测量中，往往出现由于操作不规范而影响测量结果的问题。如仰卧位时将手臂直接放在检查床上，气囊位置低于心脏水平，可造成卧位血压增高。另外，卧位时回心血量增多，心排血量增加，血压也随之增高，这也是造成卧位血压可能较高的主要因素之一。

此外，不同体位对血压测量值的影响程度存在差异，与年龄、性别、体重指数等均有一定的关系。

因此，在日常测量血压的过程中，应重视体位对血压值的影响，尽可能排除血压计和测量方法对血压测量结果的影响。同时，还应注意不同体位间血压读数的差异，以正确评估血压水平。

7. 袖带松紧对血压读数的影响

血压是人体重要的生命体征之一，其测量的准确性直接影响医生和病人对病情的观察及处理。然而血压测量的准确性受很多因素影响，其中血压计袖带的宽度、绑扎位置及松紧程度都是影响测量结果的重要因素。

血压测量值如不准确，可能存在过度治疗或治疗不足的潜在危险。因此，在家自测血压时，一定要注意规范测量动作，避免因给医生提供不准确的结果而影响诊断和治疗。

8. 如何选择儿童血压测量仪器

有时，儿童与青少年也需关注血压。那么，给儿童测量血压是否可以选择和成人一样的血压计呢?

《中国血压测量指南》建议：少年儿童一般采用上臂袖带血压测量方法，具体参照成人测量血压的基本规则，气囊袖带大小应适合患者上臂臂围。由于儿童上臂细，测压时若使用成人标准袖带会导致测量结果偏低，因此，为儿童测量血压时，需要选择尺寸合适的袖带。

袖带中的气囊长度以能包裹上臂周径的 80% ~ 100% 为宜，气囊宽度约为上臂围的 40%。根据儿童上臂的粗细来选择袖带比根据年龄选择更恰当。现在市场上可见的充气性气囊袖带有三种规格：4 cm × 13 cm，8 cm × 18 cm，12 cm × 26 cm。如果家中的血压计没有配备合适的小袖带，建议到专科医院准确测量。

三、高血压有哪些危害

高血压常常被称为“无声杀手”，是心脑血管病发生和死亡的首位危险因素。高血压可导致心脏、脑、肾脏、视网膜和血管等功能的损害。高血压对人体健康的危害十分严重，它是怎样“蚕食”心脏、大脑、肾脏等重要脏器的呢?

1. 高血压容易引起的心脏疾病

长期高血压容易引起心肌肥厚、心肌梗死、心力衰竭、心律失常等。临床观察研究显示，80% ~ 90% 的急性心肌梗死和严重心律失常发生在上午 6:00 ~ 10:00，其中早晨 6:00 ~ 8:00 是高发时段，这段时间也是心源性猝死的高发时间。

2. 近 50% 的脑卒中与高血压有关

脑卒中危害十分大，一人得病全家遭殃。高血压与脑卒中关系密切，近 50% 的脑卒中与高血压有关。高血压既可以引起脑梗死，又可以增加脑出血的危险。血压越高，脑卒中风险越高。

收缩压每升高 10 mmHg，脑卒中的相对发病风险增加 49%；

舒张压每升高 5 mmHg，脑卒中的相对发病风险增加 46%；

收缩压每升高 20 mmHg 或舒张压每升高 10 mmHg，脑卒中的死亡率翻倍。

3. 长期高血压，肾脏也会受害

我国肾脏病患者中 20% 是高血压所致。警惕夜尿增多及尿中带血、泡沫多等异常，一旦出现就要及早去医院做尿检，及时发现问题，接受治疗。

4. 高血压会造成的眼部损害

长期高血压可导致眼底血管损害，眼底小动脉狭窄、出血、渗出和进行性视神经乳头水肿，对视力有很大影响，严重者会失明。

5. 高血压容易引起动脉硬化

血管在长期“高压”之下，弹性慢慢减退、变硬，易发生动脉硬化，尤其多见于老年人。高血压与动脉硬化是姐妹病，它们相伴而生，互相影响。据统计，高血压患者中动脉硬化者较多，约是正常人的 4 倍。同样，在动脉硬化患者中，60% ~ 70% 的人有高血压，动脉硬化可加快高血压的进程。

6. 高血压对老年人认知功能的损害

高血压可引起脑损害，加速老年人记忆力及其他认知能力的丧失，而且随着年龄的增加而加重。主要表现为：

（1）日常生活能力降低：包括基本生活能力（吃、穿、行、个人卫生），应用基本生活工具的能力（洗衣、做饭、买东西、打电话）；

（2）性格改变：如妄想、幻觉、淡漠、焦虑、激越、抑郁、侵扰等异常精神行为；

（3）认知障碍：如记忆力减退、理解表达能力下降等。

7. 测血压，别忘了看脉压

不少患者在测血压时，往往只顾两头：收缩压（俗称高压）和舒张压（俗称低压），不顾中间：脉压。收缩压减去舒张压的差值就是脉压，正常脉压在 30 ~ 40 mmHg。大于 60 mmHg 为脉压过大，小于 20 mmHg 为脉压过小。

脉压越大，血管壁的弹性越小。脉压增大常见于老年人主动脉硬化、老年人单纯性收缩期高血压、甲状腺功能亢进、主动脉瓣关闭不全等。

脉压过小常见于主动脉瓣狭窄、心力衰竭、低血压、心包积液、缩窄性心包炎等。具体病因需要去医院进一步检查确认。

8. 收缩压和舒张压，哪个对心脑血管危害更大

收缩压随年龄增长而升高，80 岁后趋于稳定不再升高；舒张压随年龄增长而升高，50 岁后稳定或略下降。

小于 50 岁的年轻人，舒张压是心血管疾病发生风险的重要预测指标。

50 岁及以上的中老年人，收缩压、脉压是心血管疾病发生风险的重要预测指标。

四、高血压的影响因素

1. 高血压的易患人群

具有以下危险因素之一者未来发展成高血压的风险显著增加，为高血压易患人群：

（1）高血压前期：收缩压（俗称高压）120 ~ 139 mmHg，和/或舒张压（俗称高压）80 ~ 89 mmHg。

（2）年龄≥ 45 岁。

（3）超重和肥胖：体重指数（BMI）≥ 24 kg/m^2，或中心性肥胖（男性腰围≥ 90 cm，女性腰围≥ 85 cm）。

注意：体重指数（BMI）= 体重〔千克（kg）〕÷ 身高〔米（m）^{2}〕。BMI 的标准——正常：18.5 kg/m^2 ≤ BMI<24 kg/m^2，超重：24 kg/m^2 ≤ BMI<28 kg/m^2，肥胖：BMI ≥ 28 kg/m^2。

（4）高血压家族史。

（5）高盐饮食。

（6）长期大量饮酒。

（7）吸烟（包括被动吸烟）。

（8）缺乏体力活动。

（9）长期精神紧张。

2. 高血压会遗传吗

会。父母患有高血压，其子女患高血压的概率增加。世界卫生组织（World Health Organization，WHO）调查数据显示，父母均患高血压，子女患高血压的概率为 45%；父母仅一人患高血压，子女患高血压的概率为 28%；父母均无高血压，子女患高血压的概率仅为 3%。但值得注意的是，如果父母均患高血压，子女并不是 100% 患高血压，只要子女控制好其他高血压的发病诱因，可以降低患高血压的风险。

3. 胖人容易得高血压，瘦人也会得高血压吗

有不少人认为胖人才会得高血压，瘦人是不会得高血压的。真的是这样的吗？胖人是容易得高血压，但肥胖不是高血压唯一的危险因素，其他如饮食不健康、吸烟、饮酒、不运动、熬夜等，精神上长期高度紧张、焦虑，或者有遗传因素，都会诱发高血压。所以，瘦人也是有可能患高血压的！

“瘦人们”不要抱有侥幸心态，认为“我瘦，我是不可能得高血压的”。应当规律饮食，适量运动，戒烟戒酒，调整心态，以预防高血压。

4. 人每天的血压会有波动吗

会。人体血压并不是一直平稳不变的，而是随着昼夜节律波动。在一天 24 小时内具有“两峰一谷”的规律变化，像一个勺子的形状，总体是白天高、夜晚低。一般来说上午 6:00 ~ 10:00、下午 16:00 ~ 18:00 为一天中的高峰时间；到晚上逐渐降低，凌晨 2:00 ~ 3: 00 是低谷时间，这种血压称为“勺型血压”。如果夜间的血压与白天近似，就称之为“非勺型血压”。如果夜间血压反而较白天高，称为“反勺型血压”。

举个例子：70 岁的王大爷是个高血压“老病号”，每天自觉服用降压药，白天也会偶尔测一测血压，每次都会有个“漂亮”的正常血压值。可最近的一个晚上，王大爷突发心肌梗死，幸好家人及早发现，及时把他送往医院救治。经医生检查，王大爷白天血压控制得很好，但夜间血压高，诱发了心肌梗死。

医生提示：夜间高血压可能没有明显不适，不容易被发现，但是对靶器官损害严重。如果通过动态血压监测发现是非勺型血压或反勺型血压，建议咨询医生，必要时调整治疗方案。

5. 生活中有哪些因素会影响血压的波动

除了年龄增大，生活中影响血压波动的因素有很多，比如运动、吃饭、排便、精神紧张、情绪激动、睡眠不足、饮酒、长期大量喝浓茶和咖啡、吸烟等均会导致血压升高，而休息、睡眠、躺卧位会使血压下降。

6. 血压会随季节波动吗

会。人体的血压与季节更替关系密切。寒冷的冬季或初春是血压波动较大的季节。春天气温变化大，忽冷忽热，容易引起血管痉挛，造成血压波动。冬季对高血压患者来说是一道坎，温度一降、冷风一吹，血压立刻升高。血压忽高忽低，易导致心肌梗死、脑梗死。6—9 月，夏季温度高，血管扩张，出汗多，血压会偏低。

医生提示：在春、冬两季，高血压患者更需要注意保暖、严格监测血压、控制饮食、适量运动、规律作息，才能够健康度过这两个“危险”的季节，避免心脑血管意外发生。

五、高血压患者的检查和危险评估

“知己知彼，百战不殆”，与高血压的抗衡是一个“持久战”，那么，我们如何部署战役的第一步？做好各项检查和危险评估，就奠定了胜利的基石。

1. 高血压患者有必要做全身检查吗

有必要。高血压患者在确诊之后，常常被要求做一系列检查，如抽血、拍片等，很多患者对此很不理解，“血压高，给我开点降压药不就行了吗？没必要再花冤枉钱做检查了。”其实不然，诊断高血压只是第一步，明确病因、掌握病情、指导治疗更为重要。高血压患者进行检查的主要目的如下：

（1）确定是原发性高血压还是继发性高血压。

（2）了解心脏、大脑、肾脏、眼等重要器官是否受到高血压的损害。

（3）了解高血压患者是否还合并有其他危险因素，如血脂异常、糖耐量异常、吸烟或被动吸烟、肥胖、左心室肥厚等，或伴有其他合并症，如冠心病、脑卒中、高脂血症、糖尿病等。

2. 高血压患者要做哪些必要的检查

（1）血常规和血生化检查：血生化检查包括血脂、血糖、血尿酸、血尿素氮、血肌酐，以及血钾和血钠等电解质指标。可明确高血压是否由肾脏疾病引起，判断高血压对肾脏的影响程度，是否存在高脂血症、糖尿病、高尿酸血症等。

（2）心电图、超声心动图及胸部 x 射线检查：了解高血压对心脏的损害程度，是否有心肌肥厚、心律失常、心肌缺血、心脏扩大等。

（3）眼底检查：了解高血压患者外周小动脉的硬化程度。

（4）尿常规及尿蛋白检查：了解高血压是否由肾脏疾病引起，以及高血压是否引起了早期的肾脏损害。

（5）24 小时动态血压监测：确定正常生活状态下各时间点的血压变化规律，指导用药时间、剂量。

（6）其他特殊检查：为了排除继发性高血压，还需要做一些特殊的检查，如测定肾素、醛固酮、皮质激素和儿茶酚胺等水平；肾脏、肾上腺、肾动脉超声或 CT、磁共振等。

3. 如何评估高血压患者发生心脑血管事件的危险

高血压患者到医院就诊后，会看到医生在病历上给出类似“高血压 3 级，极高危”“高血压 1 级，低危”等诊断。在病历上出现的“高血压 1 级、2 级、3 级”，还有“高危、中危、低危”，代表什么意思呢?

（1）血压水平分类：根据血压升高的水平，将高血压分为 1 级、2 级、3 级三个级别。

（2）心脑血管事件发生风险分层：指高血压患者除了血压升高，还伴有何种程度的危险因素。判断风险分层的意义在于，了解患者在未来 10 年内发生主要不良心脑血管事件（如心肌梗死、脑出血或脑梗死等）的风险有多高:

极高危——风险 >30%

高危——风险为 20% ~ 30%

中危——风险为 15% ~ 20%

低危——风险 <15%

同样的血压水平，风险分层不同，发生心脑血管事件的危险也不同。

举个例子：有两位高血压患者，年龄 50 岁，血压 150/90 mmHg，为高血压 1 级。患者 A 除了高血压外，身体一切正常，没有糖尿病、血脂异常、吸烟、肥胖等危险因素，其在未来 10 年内发生严重心脑血管事件的风险 <15%。而患者 B，除了高血压，还患有冠心病，他的风险分层就是极高危，心血管事件的发生风险 >30%。

因此，他们的治疗策略就不一样，患者 A 由于发生心脑血管事件的风险较低，可以先通过生活方式干预 2 ~ 3 个月，如果血压控制到正常水平，就不用吃药了。而患者 B 发生心脑血管事性的风险很高，需要立刻接受降压药物治疗。

医生提示：发现高血压后，要到正规医院高血压门诊接受系统评估。根据血压水平、心脑血管危险因素以及高血压造成的靶器官损害情况，是否合并临床并发症和糖尿病情况，对高血压进行风险分层。

4. 高血压风险分层越高，寿命就越短吗

高血压风险分层只代表未来 10 年内发生心脑血管事件的概率，和患者的寿命长短并不一定有直接的关系。

举个例子：有两位患者，患者 A 属于高血压合并糖尿病的“高血压 3 级，极高危”，未来 10 年发生心脑血管事件的风险超过 30%，但他通过积极改善生活方式、配合医生治疗、规律服药，一直将血压和危险因素控制在目标范围内，就不一定会发生心脑血管疾病，寿命也不一定会缩短。

而患者 B 虽然是高血压伴高脂血症的“高血压 2 级，中危”，但如果不积极控制血压、血脂，反而更容易发生心脑血管事件，将来的寿命也可能会缩短。

六、高血压患者的非药物治疗

《国家基层高血压防治管理指南》（2020 版）提出了“健康生活方式六

部曲——限盐减重多运动，戒烟戒酒心态平”。践行健康的生活方式，积极干预高血压多重危险因素，是有效治疗高血压的关键一步。什么样的生活方式才算是健康呢？我们知道，低盐饮食，平衡膳食，适量运动，增强心理健康意识，戒烟并避免接触二手烟，不饮酒或限制饮酒，这些行为方式均能对降低血压起到事半功倍的效果。

（一）平衡膳食，怎么吃血压才平稳

1. 高血压患者应遵循的平衡膳食原则有哪些？

应遵循《中国居民膳食指南（2022）》建议：

准则一　食物多样，合理搭配

准则二　吃动平衡，健康体重

准则三　多吃蔬果、奶类、全谷、大豆

准则四　适量吃鱼、禽、蛋、瘦肉

准则五　少盐少油，控糖限酒

准则六　规律进餐，足量饮水

准则七　会烹会选，会看标签

准则八　公筷分餐，杜绝浪费

2.“食物多样，合理搭配”的核心内容是什么？

（1）坚持以谷类为主的平衡膳食模式。

（2）每天的膳食应包括谷薯类、蔬菜水果、畜禽鱼蛋奶和豆类食物。

（3）平均每天摄入 12 种以上食物，每周 25 种以上，合理搭配。

（4）每天摄入谷类食物 200 ~ 300 g，其中包含全谷物和杂豆类 50 ~ 150 g；薯类 50 ~ 100 g。

3.“吃动平衡，健康体重”的核心内容是什么？

（1）各年龄段人群每天都应进行身体活动，保持健康体重。

（2）食不过量，保持能量平衡。

（3）坚持日常身体活动，每周至少进行 5 天中等强度身体活动，累计 150 分钟以上；主动身体活动最好每天 6 000 步。

（4）鼓励适当进行高强度有氧运动，加强抗阻运动，每周 2 ~ 3 天。

（5）减少久坐时间，每小时起来动一动。

4.“多吃蔬果、奶类、全谷、大豆”的核心内容是什么?

（1）蔬菜水果、全谷物和奶制品是平衡膳食的重要组成部分。

（2）餐餐有蔬菜，保证每天摄入不少于 300 g 的新鲜蔬菜，深色蔬菜应占 1/2。

（3）天天吃水果，保证每天摄入 200 ~ 350 g 的新鲜水果，果汁不能代替鲜果。

（4）吃各种各样的奶制品，摄入量相当于每天 300 ml 以上液态奶。

（5）经常吃全谷物、大豆制品，适量吃坚果。

5.“适量吃鱼、禽、蛋、瘦肉”的核心内容是什么?

（1）鱼、禽、蛋类和瘦肉摄入要适量，平均每天 120 ~ 200 g。

（2）每周最好吃鱼 2 次或 300 ~ 500 g，蛋类 300 ~ 350 g，畜禽肉 300 ~ 500 g。

（3）少吃深加工肉制品。

（4）鸡蛋营养丰富，吃鸡蛋不弃蛋黄。

（5）优先选择鱼，少吃肥肉、烟熏和腌制肉制品。

6.“少盐少油，控糖限酒”的核心内容是什么?

（1）培养清淡饮食习惯，少吃高盐和油炸食品。成年人每天摄入食盐不超过 5 g，烹调油 25 ~ 30 g。

（2）控制添加糖的摄入量，每天不超过 50 g，最好控制在 25 g 以下。

（3）反式脂肪酸每天摄入量不超过 2 g。

（4）不喝或少喝含糖饮料。

（5）儿童、青少年、孕妇、乳母以及慢性病患者不应饮酒。成年人如饮酒，一天饮用的酒精量不超过 15 g。

7.“规律进餐，足量饮水”的核心内容是什么？

（1）合理安排一日三餐，定时定量，不漏餐，每天吃早餐。

（2）规律进餐、饮食适度，不暴饮暴食、不偏食挑食、不过度节食。

（3）足量饮水，少量多次。在温和气候条件下，低身体活动水平成年男性每天喝水 1 700 ml，成年女性每天喝水 1 500 ml。

（4）推荐喝白水或茶水，少喝或不喝含糖饮料，不用饮料代替白水。

8.“会烹会选，会看标签”的核心内容是什么？

（1）在生命的各个阶段都应做好健康膳食规划。

（2）认识食物，选择新鲜、营养素密度高的食物。

（3）学会阅读食品标签，合理选择预包装食品。

（4）学习烹饪、传承传统饮食，享受食物的天然滋味。

（5）在外就餐，不忘适量与平衡。

9.“公筷分餐，杜绝浪费”的核心内容是什么？

（1）选择新鲜卫生的食物，不食用野生动物。

（2）食物制备要生熟分开，熟食二次加热要热透。

（3）讲究卫生，从分餐公筷做起。

（4）珍惜食物，按需备餐，提倡分餐不浪费。

（5）做可持续食物系统发展的践行者。

10. 盐吃多了不只是升高血压

中国人的“盐值”太高了，常听人说：“我吃过的盐比你吃过的米还多。”数据显示，中国人平均每人每天的食盐摄入量为 12 g，一年大概要吃掉 4.4 kg，换算成 400 g 一袋的盐来计算，一个人一年就要吃掉约 11 袋盐。这远远超出了《健康中国行动（2019—2030 年）》中健康成人每天不超过 5 g 盐的摄入量标准。

高血压患者听得最多的一条要求，恐怕就是“少吃盐”了。其实，盐吃多了不止是升高血压，还会增加骨质疏松、脑卒中、心脏病等疾病的发生风险。

11. 如何科学控制盐的摄入——4 个吃盐小窍门

（1）巧用控盐瓶：推荐大家准备专用的控盐瓶，方便精准把控用盐量。控盐瓶可以提前定量出 5 g 食盐，按压一次出盐 0.3 g，再也不怕多放盐了。

（2）改变烹饪方式：建议多尝试蒸、煮、白灼、快炒等方式，放盐的时间也改为起锅前，让盐保留在食物表面，既能保留咸味，又能避免放盐过多。

（3）选择低钠盐："低钠盐"一般指用部分钾盐代替钠盐的食盐产品。需要注意的是，如果肾功能不全，患者本身基础血钾就高，身体无法正常排出钾离子，不建议食用低钠盐。正在服用普利类、沙坦类药物，以及螺内酯、阿米洛利、依普利酮等药物的高血压患者，为避免导致高钾血症风险，不建议选择低钠盐。高血压患者是否能选择低钠盐，建议听从医生和临床营养师的指导。

（4）用其他调味品代替：烹饪时可以使用葱、姜、蒜、辣椒、花椒等天然香料提味，使味道更鲜美。部分人做菜时有添加味精、鸡精、鸡粉的习惯，需要注意味精含 20.7% 的盐，鸡精、鸡粉含 48% 的盐，这时候就更需要少放盐了。

12. 高血压吃低钠盐就可以了吗——注意隐形盐

影响人体血压的其实是食盐中的钠。特别提醒大家：《中国居民膳食指南》推荐的食盐摄入量可不单指食盐，有些"隐形盐（钠）"要格外小心！

常见的高钠食物有：腌制品如酱肉、熏肉、酱菜、咸菜、香肠、火腿腊肉、咸鸭蛋等，速食品如咸坚果（油炸花生米）、薯片饼干类、方便面、罐头、油条等，调味品如酱油、味精、鸡精等。另外，糕点、面包中也含有较高的隐形盐。

日常生活中需注意以下几点：

（1）选择新鲜卫生的食材，少吃或不吃加工食品。

（2）购买加工产品时，注意营养成分表中钠含量是否过高（配料表钠含量：1 ~ 2 g 钠相当于食盐 3 ~ 5 g，1 000 mg=1 g）。钠含量高的食品要尽量少吃或不吃。

（3）减少外出就餐。大多数餐馆烹调食物一般重盐、重油，调味料丰富，做出的菜味道厚重鲜美，对于身体却是重负荷。

13. 海鱼美味又有营养，但钠含量高，到底吃海鱼还是吃淡水鱼？

高血压患者应适量多吃鱼、禽等白肉。海鱼高蛋白、低脂肪，特别是秋刀鱼、石斑鱼、鲑鱼、鳕鱼、沙丁鱼、鲅鱼、鲳鱼等深海冷水鱼中 ω–3 脂肪酸（DHA 和 EPA) 含量远高于大多数淡水鱼。DHA 被称作“脑黄金”，EPA 是“血管的清道夫”，有利于降低甘油三酯和血液黏稠度。

14. 高血压患者能用鱼肉完全代替畜肉吗？

高血压患者以鱼虾和禽肉（如鸡肉）等白色肉类为主，也要适当吃动物血和瘦肉等低脂肪、低胆固醇的补铁食物。

鱼肉和畜肉（猪肉、牛肉、羊肉）都是高蛋白食物，鱼肉中的饱和脂肪酸含量远低于畜肉，维生素 D 和 ω–3 不饱和脂肪酸含量高于畜肉，并且富含硒。但鱼肉中的烟酸、铁、锌等营养素明显低于畜肉，所以缺铁性贫血的人不能靠吃鱼肉补铁。

15. 鹅蛋的营养价值高，高血压患者能吃吗？

我们常听说，高血压患者如果血脂正常，每天可以吃一个鸡蛋，但鹅蛋会比鸡蛋的营养更好吗？

从禽蛋类营养素数据可以看出，鹅蛋的热量、脂肪、胆固醇是禽蛋中最高的，胆固醇含量明显超过鸡蛋，对高血压合并高血脂、糖尿病的患者来说不太适合。鸭蛋和鹌鹑蛋的胆固醇含量比鸡蛋略低一些，可以经常换着吃，但不建议吃咸鸭蛋和鹅蛋。

16. 高血压患者应该常吃哪种烹调油？

高血压患者应本着“少吃油、吃植物油、低温用油”的原则，每天用油量以 25 ~ 30 g 较为适宜，不宜食用含胆固醇和饱和脂肪酸较多的油，不易被消化的猪、牛、羊油，对控制“三高”（高血压、高血糖、高血脂）和预防动脉粥样硬化不利。

不饱和脂肪酸丰富的植物油，如大豆油、花生油、低芥酸菜籽油、橄榄油、茶油、亚麻油等，含有丰富的维生素 E，容易消化，人体吸收率高。

17. 烹调油是长期用一种好，还是经常换比较健康？

生活中，许多人吃惯了一种口味的油，往往会长期食用。事实上，不同种类的食用油各具特点，应经常更换，食用多种植物油，使营养更均衡。

亚麻油和紫苏油最好用于凉拌、制馅、蒸煮等短时间、低温制作的食物。

要知道，再好的油也不宜高温煎、炸食物，煎炸食物脂肪含量高，维生素损失多；不要将油加热到冒烟，油脂氧化易产生致癌物。

18. 积极控制体重——营养减重巧办法

肥胖是血压升高的重要因素，积极控制体重很重要！营养减重的巧办法有：

（1）早餐多吃，晚餐少吃，午餐正常吃：肥胖的人更需要重视早餐，中餐正常吃，晚餐少吃，尤其是不吃高热量食物，减少能量摄入，预防其在体内储存。

（2）轻断食减肥法：每周选出不相邻的 2 天，每天摄入 500 ~ 600kcal 能量（女性 500kcal、男性 600 kcal），大约相当于一顿早餐的热量，坚持 1 ~ 2 个月会有一定效果。

（3）用固定餐盘盛菜：按照均衡营养的膳食模式取食，容易做到饮食定量、控制体重。

19. 高血压合并痛风还能吃肉吗？

高血压患者合并痛风后，严格禁食浓肉汤、海鲜、动物内脏和酒。在痛风发作期，牛奶、鸡蛋、鸡血、鸭血、猪血等嘌呤含量低的动物性食物都可以放心食用，煮肉弃汤的瘦肉也可以少吃。另外，海参、海蜇的嘌呤含量非常低，但因加工时用盐或明矾较多，必须彻底浸泡、清洗或涨发后才能食用。

高血压合并痛风的患者，选择动物性食物的时候可以多搭配草酸含量低的新鲜蔬菜，如冬瓜、黄瓜、西葫芦、白菜、生菜、圆白菜，食谱有可采用低盐的鸡蛋炒西葫芦、黄瓜拌海蜇丝、冬瓜蛋皮海参汤、白菜熘鸭血等。

20. 吃全素食对降低血压有好处吗？——素食误区

全素食是一种完全不吃禽畜肉、海鲜、蛋类、奶类及加工制品等动物性食物的饮食方式。完全素食对减少膳食饱和脂肪酸和胆固醇摄入有帮助，但容易造成蛋白质和钙、铁、锌、硒以及脂溶性维生素缺乏，对控制血压是不利的。

建议完全素食的高血压患者注意以下几点：

（1）每天都要吃富含优质蛋白质的黄大豆、青大豆、黑大豆或豆制品；

（2）每天适量吃蛋白质和锌含量高的原味花生、瓜子、芝麻、核桃、杏仁、松子等坚果类食物；

（3）保证膳食纤维、矿物质和维生素丰富的粗杂粮、薯类、蔬菜及适量水果的摄入，有助于控制高血压；

（4）有营养不良倾向时应及时在医生和营养师指导下选择营养补充剂。

素食误区：油脂、糖、盐过量。

素食较清淡，有些人会添加大量的油脂、糖、盐和其他调味品。例如："高盐值"：梅菜、酸菜、咸菜、腐乳等都是高钠食物。"高能量"：甜食、油条、油饼等高糖、高脂食物。"油过量"：植物油虽然对降血脂、控血压有益，但热量过高不宜多吃；每天以 25 ~ 30 g 食用油为宜，不要超量。

21. 高血压患者要多吃粗粮，但糙米难吃，怎么办？

糙米属于全谷物，仅仅去除了稻壳，完整保留了膳食纤维、矿物质、丰富的谷皮、糊粉层和胚芽，植物的化学物保留比较多。但糙米无论做成饭还是熬成粥都不如白米好吃，怎么办？

巧妙方法：可以将糙米和富含可溶性膳食纤维的燕麦、大黄米、血糯米、皂角米、薯类一起熬粥或做米饭。将这些粗粮淘洗干净后再用水适当浸泡，不要倒掉泡米水，可以让米饭或粥更加滋润、黏软，营养和美味一举两得。

22. 多吃粗杂粮有利于缓解高血压患者的便秘问题吗？

便秘会加重高血压。适量增加富含膳食纤维的粗杂粮，可以促进肠道蠕动，预防和缓解便秘。中国营养学会推荐成人每天摄入主食 250 ~ 400 g，其中包括 50 ~ 150 g 全谷物和杂豆，50 ~ 100 g 薯类。

高血压患者可以将粗杂粮熬粥或打成五谷豆浆，在熬煮的过程中膳食纤维充分吸水膨胀，淀粉颗粒也会充分糊化而更容易消化。保证摄入充足膳食纤维和饮用水是预防和缓解便秘的好方法。肠道肿瘤、肠梗阻、内痔等肠道占位病变导致的便秘应及时诊治，解决病因。

如果平时喝水较少，会因为食物残渣比较粗糙干涩、肠壁不够润滑而加重便秘。

23. 高血压患者应该常吃哪些水果？

建议高血压患者每天吃 200 ~ 350 g 水果，首选富含果胶、维生素 C、花青素以及多酚类化合物的水果。

富含维生素 C 的水果，如鲜枣、猕猴桃、橙子、柚子、草莓、芒果、菠萝、木瓜等，具有抗氧化、降低血脂、增加血管弹性等作用。

富含多酚类化合物的水果，如苹果、梨、石榴、柿子、山楂、葡萄等，对增加血管弹性、抗血小板凝集、预防动脉硬化和血栓有好处。

富含花青素的水果，如红心火龙果、桑葚、蓝莓、樱桃、黑加仑等，有助于抗氧化、降低血压、保护心脑血管等。

水果含有丰富的果胶。果胶属于可溶性膳食纤维，可降低血液胆固醇、增加饱腹感、改善肠道微生态、预防便秘、调节血糖。水果榨汁容易导致抗氧化物和膳食纤维的损失，首选直接吃水果。

24. 哪些果蔬可以帮助高血压患者利尿？

大多数水果和蔬菜的水分含量较多，而且含钾高、含钠低，尤其是水分含量特别高的西瓜、冬瓜、黄瓜等，有利尿作用，对缓解高血压浮肿有帮助。中国营养学会推荐，成人每天摄入 300 ~ 500 g 蔬菜、200 ~ 350 g 水果。蔬菜中有一半以上是深色蔬菜，水果种类多样，选择不宜单一。

烹制蔬菜时建议凉拌、制馅、急火快炒或做汤，减少加热时间，降低蔬菜中水溶性维生素和钾的损失。

25. 有人说芹菜可以降血压，但又有人说芹菜含钠高，到底能不能吃?

芹菜茎的钠含量高。与芹菜茎比较，芹菜叶中的膳食纤维、胡萝卜素、核黄素和维生素 C 含量更丰富，但钠含量却低得多；而且芹菜素含量更高，有舒张血管、降血压的作用。

首先我们吃芹菜时不要去掉营养价值高的嫩芹菜叶，其次在烹饪时少放一半盐，这样才能既补充了营养，又减少钠的摄入，营养又美味。茴香、茼蒿、牛皮菜、甜菜叶都是高钠蔬菜，在烹饪时要少放盐。

尽管芹菜叶有舒张血管、降血压的作用，但不可替代降压药。

26. 吃香蕉可以预防便秘吗?

有人说香蕉可缓解便秘，但也有人觉得吃香蕉根本没用，这是怎么回事?香蕉中含有不易于被消化和吸收的低聚果糖，它有润肠通便的作用。但是，非产地（例如北方）的香蕉多是成熟度不高时采摘的，鞣酸含量高，即使人工把香蕉皮催熟了，也起不到缓解便秘的作用。只有熟透的香蕉中鞣酸含量较低，润肠效果相对较好。

香蕉含糖量高，合并糖尿病的患者不宜食用。

27. 豆浆也是高钙食物，可以代替牛奶吗?

牛奶或豆浆都含优质蛋白和矿物质，有患者认为牛奶含有动物脂肪和胆固醇，所以选择豆浆来代替牛奶，这正确吗?

先来看一看牛奶和豆浆的营养素含量对比。牛奶中的钙含量是豆浆的 10 倍。显然，牛奶是补钙的首选食物之一，豆浆无法代替牛奶补钙。豆浆是一种健康饮品，高血压患者可以用豆浆代替含盐的菜汤或肉汤。

牛奶和豆浆的能量和主要营养素（/100 g）

食物	能量 /kcal	蛋白质 / g	碳水化合物 / g	脂肪 / g	胆固醇 / g	钙 / g
牛奶	54	3.0	3.4	3.2	1.5	104
豆浆	16	1.8	1.1	0.7	0.0	10

牛奶的胆固醇含量只有鸡蛋的 1/34，可忽略不计。牛奶的脂肪含量高于豆浆，每 100 g 约含 3 g。高血压合并血脂异常者，可选择脱脂牛奶。

28. 多吃花生可以降血压吗？

花生的蛋白质含量高，含多酚类物质和磷脂，富含膳食纤维、不饱和脂肪酸、维生素 B 族、维生素 E、钾和镁等营养素，有利于保护心血管的健康。

但花生是油料种子，脂肪含量高达 44%，属于高热量食物，每天食用不建议超过 10 g。高血压患者尤其不能过多食用含盐干花生、油炸花生。

29. 常听说喝茶可以降血压，高血压患者能多喝茶吗？

喝茶降血压是大家常聊的话题。患有高血压不吃药，靠喝茶就能控制血压，这是奢望，喝不好甚至还会升高血压。绿茶、生普洱富含茶多酚，具有清除自由基、抗氧化和保护心脑血管的作用，但发酵茶中的茶多酚很少。

茶是健康饮品，但一次喝茶太多会增加血容量，对控制高血压没有好处。建议喝清茶，每天少量、多次喝茶。浓茶中含有较多咖啡因，对神经有兴奋作用，脾气大、经常失眠、烦躁的高血压患者不宜喝浓茶。

30. 高血压患者能不能喝酒？

高血压患者易合并高血脂、高血糖或痛风，无一例外，都不建议喝酒。爱喝酒的人总觉得“酒是粮食精，越喝越年轻”，或“邻居家大爷每天喝酒，都 90 岁了身体还倍儿棒”。这是个例，不具有普遍代表性。

喝 3 两高度白酒（酒精含量 60 g），半小时到 1 小时内因血管放松，血压有下降的趋势，但 5 ~ 6 小时之后血压就会开始上升，8 ~ 10 小时血压明显升高，与喝酒前相比，这个变化犹如“驼峰”一样差别巨大，这对高血压患者非常不利！尤其是高血压合并高血糖患者，血压、血糖容易出现剧烈波动，心肌梗死和脑梗死的风险大大增加。

有些患者总以为自己有降压药“保驾”就可以放心喝酒了，事实上，酒精会明显影响药物的吸收、分布和药效。应酬中，高血压患者即使喝低度的红酒或啤酒，也不会比喝清茶、豆浆更好。越是高度白酒，热量越高，再加上饭菜的热量，人体摄入的能量特别容易超标，“将军肚”就会越来越大！

（二）适量运动，怎么运动才能安全降血压

1. 高血压患者的运动秘籍

积极规律的运动可以降低高血压的患病风险，增强体质，提高健康水平。高血压患者的运动秘籍是：科学健身“三个三”。

（1）运动“三要”。

要有一定强度：呼吸无过分急促为宜；

要有一定时间：保持 30 分钟以上为宜；

要有一定频次：每周 3 次以上为宜。

（2）练后“三好”。

放松好：运动后拉伸、放松要保证；

吃得好：膳食合理、营养补充要均衡；

睡得好：休息、睡眠要充分。

（3）起床“三不”。

晨脉不高：第二天起床时安静心跳不高于平常；

全身不痛：起床后肌肉关节没有明显疼痛和发僵；

精神不差：起床后无倦怠感，精神饱满、神清气爽。

2. 高血压患者运动时的注意事项有哪些呢？

高血压患者长期坚持适量的运动，可以降低血管阻力，减轻体重，缓解紧张情绪，有利于血压的控制。病情稳定的单纯性高血压，或合并糖尿病、

肥胖、高脂血症的高血压患者，血压水平一般不超过 180/110 mmHg，建议在专业的医师指导下开始规律合理的运动。

要注意，病情不稳定的高血压患者暂时不能运动。比如：尚未控制的重度高血压（180/110 mmHg 以上），伴有急性症状的高血压；或合并不稳定心绞痛、心衰、严重心律失常、高血压脑病和视网膜病变；或伴有运动器官损伤，如关节炎、肌肉痛等。

选择合适的运动量和运动方式也很重要。除了依靠专业的评估方法来确定运动量的大小，也可以根据自己运动后的感觉来定运动量——运动后食欲大增、睡眠好、神清气爽就是合适的运动量；反过来，运动后疲惫、不舒服、没有食欲，可能是运动过量了。

运动方式可以根据自身身体情况和场地条件来选择。必须强调，合适的运动锻炼只能辅助治疗高血压，不能代替药物，因而高血压患者在运动期间不可随意停药。运动锻炼过程中若有疑问或者出现问题应及时与医师沟通，以便调整药物治疗或运动方案。

3. 高血压患者什么时间运动较好？

高血压患者一天中血压最高的两个时间段是早晨 6:00 ~ 10:00 和下午 16:00 ~ 18:00。尤其是清晨的时候，不建议高血压患者进行户外剧烈运动，比如跑步、游泳，有可能会造成心脑血管意外的发生。正常情况下，从生理学的角度提倡下午 16:00 左右进行运动锻炼，最佳运动时间是晚饭后 1 ~ 2 小时，这个时间段血压比较稳定。

4. 高血压患者吃药前运动好还是吃药后运动好？

运动后不宜立刻服降压药，一般建议服药后 1 小时左右进行运动为佳。

5. 常见的运动形式有哪些？

高血压患者应遵循适量运动、循序渐进的原则。适宜的运动方式包括有氧运动、力量练习、柔韧性练习、综合功能练习等。

（1）有氧运动：常见的运动形式有快走、慢跑、骑自行车、跳秧歌舞、做广播体操和有氧健身操、登山、爬楼梯等。建议每周进行 3 ~ 5 天、每天累计 30 ~ 60 分钟中等强度的有氧运动。最好坚持每天都运动。登山、爬楼梯虽然有利于心脑血管健康，但对膝关节的影响较大，需综合考量，老年人尤其要注意。

（2）力量练习：生活中的推、拉、拽、举、压等动作都是力量练习方式。建议每周进行 2 ~ 3 次力量练习，两次练习间隔 2 天以上。可采用多种运动方式和器械设备，如俯卧撑、哑铃等，针对每一个主要肌群进行 2 ~ 3 组力量练习，每组力量练习以重复 10 ~ 15 次为宜。运动前需要热身，以免拉伤肌肉。不推荐老年人进行力量型运动，要量力而行。

（3）柔韧性练习：伸展、牵伸等练习能够增大关节活动的范围，如压腿、运动健身器械上的牵拉等。建议每周进行 2 ~ 3 次柔韧性练习。做柔韧性练习时，每次拉伸达到拉紧或轻微不适状态时应保持 10 ~ 30 秒；每一个部位的拉伸可以重复 2 ~ 4 次，累计 60 秒。

（4）综合功能练习：也叫神经肌肉控制练习，包括平衡、协调、步态和本体感觉等控制技能的练习，对老年人尤为重要。例如闭眼单脚站、太极拳、舞蹈等。建议与有氧运动结合，每周 2 ~ 3 次，每次 20 ~ 30 分钟。

医生提示：

循序渐进：目前没有规律运动的健康人，可从小强度的运动开始，每次运动 5 ~ 10 分钟，循序渐进逐步过渡到中等强度运动，每次运动时间 ≤ 30 分钟。需注意，运动强度和运动量不是越大越好。

避免肌肉骨骼损伤：运动前需热身，运动后须进行整理和拉伸活动，以及遵循循序渐进、因人而宜的原则均可有效避免肌肉骨骼损伤。

6. 如何判断运动强度够不?

（1）可以根据心率来衡量运动的强度，一般达到最大心率（220– 年龄）的 75% ~ 80% 即可。中老年人和体弱的高血压患者建议运动时安全强度的心率为：安静心率 +(30 ~ 40) 次 / 分（可以上下浮动）± 10 次 / 分。

（2）用自身感觉来简单判断运动强度。

（3）还可通过以下几点判断：运动后睡眠良好、第二日晨起的脉搏基本恢复到平日水平、无明显疲劳感觉、情绪正常或者更好。

要注意，血压不平稳、波动较大时，需要暂停运动。

7. 不能忽视的“热身运动”和“冷身运动”

运动前一定先做 5 ~ 10 分钟热身运动，对脚腕、膝盖、胯部、腰背、四肢进行拉伸，能够很好地避免韧带和肌肉等软组织损伤。

运动结束后要让身体逐渐放松，需要做拉伸动作，至少 10 分钟，我们可以叫“冷身运动”。运动结束后不做拉伸运动或直接停下休息，容易造成血压降低，出现脑部暂时性缺血，表现为心慌气短、头晕眼花。

8. 适合轻度高血压患者的运动有哪些

轻度高血压指收缩压（高压）140 ~ 159 mmHg 和 / 或舒张压（低压）90 ~ 99 mmHg。改变不良生活习惯和定期服用降压药物后，患者进行正常的运动是可以的，如打球、登山和游泳等。

9. 适合中度高血压患者的运动有哪些

中度高血压指收缩压 160 ~ 179 mmHg 和 / 或舒张压 100 ~ 109 mmHg。对于此类患者，降压是第一位的，如果血压控制不好就会引起并发症，特别是脑卒中、心绞痛、心肌梗死等疾病；待情况稳定后可以进行一些低强度活动，如慢跑、打台球、打保龄球等。

10. 适合重度高血压患者的运动有哪些

重度高血压指收缩压≥ 180 mmHg 和 / 或舒张压≥ 110 mmHg。这部分患者的心脏负担较重，血管也相对脆弱，大运动量有可能发生危险，即使慢跑都很危险，因此重度高血压患者最好暂时不运动。

11. 高血压患者在运动中不宜做的“高危动作”有哪些?

（1）憋气动作：高血压患者运动时，要避免做憋气动作，如举重、拔河、引体向上等。憋气时，血压升高，容易导致突发心脑血管急症。

（2）迅速低头弯腰动作：当人迅速低头弯腰的时候，大量血液会突然流向头部，造成脑部血压暴发式增高，如果脑血管弹性较差，可能会造成脑出血。

（3）下蹲起立动作：下蹲时会压迫腹部，不能进行足够深的呼吸，导致血液中氧气含量不足。如果下蹲后起立的速度较快，会使脑部的供血突然减少导致跌倒，容易诱发脑梗死。

12. 老年高血压患者运动时需要注意哪些?

老年高血压患者运动前要先监测血压，如果血压在 180/110 mmHg 以上，则不建议进行运动，防止发生脑出血等并发症。

如果血压在 180/110 mmHg 以下，应先服用降压药物之后再进行运动。不要进行剧烈的体力活动，应以打太极拳、散步、慢跑为主要的运动方式。同时要注意有无头痛、头晕、心悸、胸闷、心绞痛等症状，如果有上述症状，应立即停止运动。

13. 血压控制好之后，高血压患者可以做剧烈运动吗，会不会有危险?

高血压患者能否做剧烈运动，要分情况对待。通常来说，中青年患者多数为单纯的低压升高，经过药物控制血压正常了，可以进行一些剧烈运动，如快跑、篮球、足球等。

老年人多为单纯的高压升高或高压、低压都升高，不建议剧烈运动。有动脉粥样硬化的高血压患者，无论年龄和血压水平，都应避免剧烈运动。

14. 高血压患者在运动中如何预防与处理急性心肌梗死?

症状识别：出现头痛、头晕、心悸、胸闷、心绞痛等心脏病发作的征兆，应立即停止正在进行的任何事情，坐下或平躺。

处理措施：

（1）如不适症状在 1 ~ 2 分钟没有缓解，如有硝酸甘油，舌下含服一片；如不适症状在 3 ~ 5 分钟没有缓解，或有加重，舌下再含服 1 片硝酸甘油，继续等待 5 分钟，必要时再含服 1 片。

（2）马上呼救，让他人帮助拨打急救电话，紧急转运到最近医院急诊中心，不可自己驾车前往医院。

15. 高血压合并糖尿病患者的常见运动风险及预防

低血糖是糖尿病患者运动时面临的最严重问题。运动后可能会发生急性血糖下降，即使在高血糖阶段，也会导致患者出现低血糖症状，包括颤抖、虚弱、异常出汗、焦虑、口和手发麻。神经性低血糖症状包括头痛、视力障碍、反应迟钝、遗忘、昏迷。需要注意的是，低血糖可能会在运动后 12 小时出现。

预防与指导：

（1）运动过晚会加重夜晚低血糖发生的风险，应当避免过晚运动。

（2）运动时携带一些糖。

（3）在餐后 1 ~ 2 小时进行运动，避免胰岛素作用处于高峰期时进行运动。

（4）一些药物会掩盖或加重运动后的低血糖反应，如 β 受体阻滞剂、华法林、钙通道阻滞剂、利尿剂等。

16. 高血压患者外出旅行时需要带些什么？

高血压患者一定要在血压稳定的情况下再选择出行，并且在出发前做好充分的准备。如在旅途中有任何不透，应及时处理或前往当地医院治疗。

下列患者不适宜旅游：重度高血压或已有严重并发症患者、中重度心功能不全者、频繁发作心绞痛者、血压波动大者、有严重心律失常者等。

高血压患者外出旅行的必备清单：降压药，应急药如硝酸甘油片等，电子血压计，厚外套。

17. 高血压患者能用家务劳动代替体育锻炼吗？

家务性体力活动是指家庭日常生活中的体力劳动，如做饭、洗衣服、打扫卫生、照看孩子和老人等。《中国高血压患者教育指南》指出：适当增加生活中的体力活动有助于血压控制。

以下表格列出了部分常见家务劳动与体育锻炼的热量消耗，可作为热量换算参考。进行家务劳动或运动的实际热量消耗，与体重、运动强度等相关。

常见家务劳动与体育锻炼的热量消耗

事项	具体事项	时间（分钟）	热量消耗（卡路里）
家务劳动	扫地	15	60
	用吸尘器吸尘	30	120
	洗碗	15	45
	手洗衣服	60	190
	熨烫衣服	45	180
	收拾物件	10	30
体育锻炼（中等强度）	健步走	30	100
	慢跑	30	300
	骑自行车	30	180
	游泳	30	220

进行家务劳动时，在保证安全的前提下，可结合自身情况适当增加活动量。例如：洗碗时左右轮流做抬腿动作；淘米时左右手轮流进行，并有规律地转动肩部；上街购物、倒垃圾等尽量利用走路及上下楼梯的机会，进行腿部锻炼等。

不过需要注意的是，家务劳动的热量消耗非常有限，主要是为了维持每天的热量摄入与消耗之间的平衡。对于高血压患者来说，不能单纯靠做家务来锻炼身体，能够使心率提高的有氧运动对心血管最为有益。

从健身的角度来看，劳动和运动也是不同的概念。劳动虽然确实在“动”，也能出汗，却无法像体育锻炼那样改善心肺耐力、肌力、柔韧性等。

（三）调节心理平衡，高血压患者的心理健康指导

1. 熬夜对血压的影响

现代社会生活节奏快、压力大，尤其是中青年人常常忽略自己的身体，生活习惯不健康，应酬、熬夜已经成为一种十分普遍的现象。熬夜造成睡眠减少，除了对精神系统及免疫力造成不良影响以外，对血压也会产生一定的影响。

目前的研究显示，对于已经患有高血压的患者而言，熬夜失眠造成的睡眠减少可能导致血压升高。高血压患者由于夜间睡眠不好，全身得不到充分休息，第二天血压容易出现波动或者升高，即使应用常规的降压药物，也不能将血压控制在理想范围内。

改善高血压患者的睡眠有助于降血压。良好的睡眠是健康的最基本保证，无论对于健康人群还是高血压人群来说，都是消除身心疲劳、保证身心健康的良好方式。因此，生活中应积极改变熬夜这一不良生活习惯，避免对健康造成威胁。

2. 不良情绪对血压的影响

引发高血压的病因很多，研究认为，情绪、活动、饮食、遗传等均与之相关。其中，精神紧张、情绪波动及外部环境的过度刺激对高血压的形成和变化的影响尤为突出。

不良情绪对血压具有怎样的影响呢？当我们受到愤怒、恐惧、焦虑、抑郁、沮丧等不良情绪的刺激时，血压会随不良情绪的刺激升高。而高血压患者的血压，更容易随情绪的变化而波动。

工作性质、经济收入、家庭关系、文化水平等社会因素均可影响原发性高血压患者的心理和情绪状态。针对以上提及的社会因素，实施有效干预，可不同程度地减轻高血压患者的不良情绪，进而有助于控制血压。

因此，日常生活中应注意控制情绪，尤其是高血压患者，更应避免不良情绪对自身的影响，培养和维持健康的个人心态，更好地适应社会。及时调

整和治疗不良或病态心理和情绪，有助于控制血压。

3. 工作压力大，易患高血压吗?

随着社会的发展，人们的生活节奏不断加快，工作压力越来越大。中青年人最关心的是事业，而常常忽略自身的健康，致使当前中青年人肥胖流行、高血压患病率速增，严重威胁到健康甚至生命，猝死职场的悲剧屡屡发生。

由于工作压力大，人容易产生紧张、愤怒、惊恐、压抑、焦虑、烦躁等不良情绪，这些情绪的产生和变化可导致中枢神经系统和周围神经系统功能改变，使血管收缩，血压升高。同时，工作中持续的巨大压力、使中青年人长期处于不健康的生活状态。饮食没有规律、吃喝应酬、超重/肥胖、烟酒不断、熬夜失眠、过度紧张和焦虑，使高血压发生的风险增高。

研究认为，将近四成中青年高血压的发生与不健康的生活方式有关，长期的高负荷工作，提高了高血压的患病风险。因此，中青年人尤其是工作超负荷者，应培养健康的生活方式，积极采取各种舒缓压力的手段，重视自己的健康，做到对高血压早防早治。

4. 高血压合并心理障碍时会加重高血压吗?

会的。高血压合并焦虑，常见表现为胸痛、胸闷、气急、心动过速伴肢体发麻、出汗、发抖、头晕、恶心、失眠等。高血压合并抑郁，常见表现为疲劳、精力减退、失眠伴胸闷、气急，甚至有绝望感。这些心理障碍表现出来的负性情绪很容易加重高血压的症状。

5. 高血压患者合并焦虑、抑郁症状时可以进行药物治疗吗?

高血压伴焦虑、抑郁症状的患者在心内科医生与精神科医生指导下，可联合应用抗高血压和抗焦虑、抗抑郁药物治疗，躯体疾病与心理疾病同诊共治。心理咨询是减轻心理压力的科学方法，高血压患者必要时可进行心理咨询。

6. 精神紧张和压力会影响药物疗效吗？

会的。这样的情况比较多见。外界因素包括职业、经济、劳动种类、文化程度、人际关系等，都可以通过精神和心理因素影响血压。比如职业因素，注意力持续性高度集中、体力活动较少的职业人群，高血压的患病率较高。这些精神压力、焦虑心理等都可以直接影响降压药的疗效。

7. 防患于未然——心理健康指导“口诀”

自己才是自身健康的第一责任人，牢记高血压患者的心理健康指导“口诀”：凡事想开点，保持平和心态，定期复诊，平平安安就是福。

8. “5125：我要爱我”——高血压患者的减压妙法

树立“5125”健康生活理会，谐音“我要爱我”，即每天给自己留 5 分钟思想放空（发呆）时间，每天运动 1 小时、掌握 1 项运动技巧和加入 1 个运动社群等，每天摄入 12 种、每周摄入 25 种以上食物。

9. 情绪容易紧张怎么办？“放松”——紧张心理舒缓法

深呼吸放松训练：保持站姿或坐姿，注意力集中在腹部肚脐下方，用鼻子慢慢吸气，想象空气从口腔沿着气管逐渐抵达腹部，腹部随着吸气不断增加、慢慢地鼓起来，吸足气后稍微停顿 2 ~ 3 秒；呼气时，想象空气逐渐从口腔或鼻腔缓慢、平稳地流出而非突然呼出。重复上述步骤，每次 3 ~ 5 分钟，坚持每天练习 3 ~ 5 次。开始时可以每次练习 1 ~ 2 分钟，逐渐增加至 3 ~ 5 分钟；熟练后每次可以增加到 10 ~ 15 分钟，每天早、晚各 1 次。

渐进性肌肉放松训练：从头部到脚部依次体验身体各部分肌肉紧张和松弛的感觉差异，循序渐进训练全身放松，直至能自如地放松全身肌肉，达到全身心放松的效果。

10. “塞翁失马，焉知非福”——生活乐观情绪法

学会从不同角度观察和思考，很多从表面上看是引人生气或悲伤的事件，如果换个角度看可能会有不一样的收获，“塞翁失马，焉知非福”，发现和

挖掘生活中积极正面的意义，全面提升身心健康。

增加愉快生活体验：多回忆正面、愉快的生活体验，有助于克服不良的情绪状态。寻找适合自己的心理调适方法，如旅行、运动、找朋友倾诉、养宠物等，培养幽默感，有助于适应社会，有效面对压力和应激。

（四）戒烟干预

1. 高血压患者戒烟，可以降血压吗?

吸烟肯定有害健康，高血压患者吸烟对控制血压不利。高血压患者在“吞云吐雾”时，动脉硬化、脑卒中、冠心病的发病风险会大幅升高。戒烟并不是为了降血压，而是为了防止高血压并发症的恶化，降低心脑血管事件的发生概率。

2. 高血压患者如何戒烟?

长期吸烟，会对烟草产生高度依赖性。吸烟者可以根据烟草依赖程度评估量表为自己打分。对烟草依赖程度低的患者，可凭毅力戒烟；对烟草依赖程度高的患者，突然戒烟常可出现戒断相关症状，如焦虑、抑郁、头痛等，此时可主动寻求戒烟门诊医生的帮助，给予药物辅助戒烟。

推荐 3 类一线临床戒烟用药，包括尼古丁替代疗法类药物、盐酸安非他酮缓释片和酒石酸伐尼克兰片。心血管疾病患者单独或联合使用上述 3 类药物的疗效和安全性均较好。

烟草依赖（尼古丁依赖）Fagerstrom 评估量表

评估内容	0 分	1 分	2 分	3 分
您早晨醒来后多长时间吸第一支烟？	>60 分钟	31 ~ 60 分钟	6 ~ 30 分钟	≤ 5 分钟
您是否在许多禁烟场所很难控制吸烟?	否	是		
您认为哪一支烟您最不愿意放弃?	其他时间	早晨第一支		

续表

评估内容	0分	1分	2分	3分
您每天抽多少支卷烟？	≤ 10 支	11 ~ 20 支	21 ~ 30 支	>30 支
您早晨醒来后第 1 个小时是否比其他时间吸烟多?	否	是		
您卧病在床时仍旧吸烟吗?	否	是		
0 ~ 3 分，为轻度烟草依赖；4 ~ 6 分，为中度烟草依赖；≥ 7 分，为重度烟草依赖				

3. 高血压患者戒烟的好处有哪些?

众所周知，“吸烟有害健康”。烟草的烟雾中含有 7000 多种化学物质，几百种有害物质，已确定的致癌物质近百种。吸烟几乎会损害全身所有重要的脏器，包括心脏、脑、血管、肺、胃肠道以及各种内分泌器官，还有严重的致畸、致癌作用。因此，戒烟对保持健康的身体具有重要意义。

吸烟会诱发和加剧对高血压患者血管的损害，加重高血压病情。吸烟产生的尼古丁、一氧化碳和大量的氧自由基等有害物，通过不同的作用机制，可引起心跳加快、血压升高、血管组织细胞损伤，导致血管壁增厚、硬度增加、弹性下降，而血管的损害又会使血压升高。于是血压的升高和血管的损害互相加重，恶性循环。

戒烟具有确定的近远期健康益处，所有戒烟者会终生受益。

下面我们来看一下，戒烟后不同时段机体的惊喜变化：20 分钟，心率和血压会相应下降；12 小时，血液中的一氧化碳浓度下降至正常值；2 ~ 12 周，心血管系统功能改善，肺功能提高；1 ~ 9 个月，咳嗽气短情况好转；>1 年，冠心病风险降为吸烟人群的一半；>5 年，发生中风的风险开始下降；10 年，肺癌的风险会降至吸烟人群的一半左右，发生口腔癌、喉癌、食道癌、膀胱癌、宫颈癌和胰腺癌的风险也会降低；15 年，发生冠心病的风险降低至非吸烟人群水平。

因此，如果你是高血压患者，请赶快戒烟！戒烟可以有效地提高降压药的疗效，有效地控制血压，还可以改善远期预后，提高生活质量，延长寿命。

4. 戒烟的方法有哪些?

吸烟是一种慢性成瘾性疾病——烟草依赖。尽管很多吸烟者知道烟草的危害，有戒烟意愿，但因方法不得当，单靠毅力成功戒烟的比例很低。借助于科学的戒烟方案，可以大大增加成功戒烟的可能性，避免复吸。

常用的戒烟技巧如下:

（1）设定戒烟开始的日期——下决心戒烟，并告知周围的人，烟友、同事和家人随时监督提醒，争取一口烟都不吸。

（2）丢弃所有与吸烟有关的物品——丢弃烟草、烟灰缸和打火机等物品，远离吸烟的场所，避免参加可能吸烟的活动。

（3）烟瘾来时可以采用以下方式转移注意力——例如：深呼吸或咀嚼无糖口香糖、进行体育锻炼等。

（4）向专业人士或机构寻求帮助——除了依靠自身毅力戒烟，还可以通过拨打戒烟热线、咨询专业人员获得帮助。我国戒烟热线电话号码为4008885531，戒烟热线可以根据吸烟者戒烟过程中遇到的各种困惑，提供有效的个性化解决方案，并提高吸烟者的戒烟信念，协助吸烟者顺利戒烟。

目前，已有多种戒烟药物经研究证实安全有效，吸烟者可以根据不同的特点选择使用。常用的戒烟药物有尼古丁贴片、尼古丁咀嚼胶等尼古丁替代品，盐酸安非他酮缓释片，以及酒石酸伐尼克兰片。戒烟者应在医生的指导下，根据戒烟情况正确使用，药物可单一使用，必要时也可联合使用。

吸烟有百害而无一利，为了您和家人的健康，赶快戒烟吧!

七、高血压患者的其他生活注意内容

1. 高血压患者能拔牙吗?

拔牙是口腔科门诊最常见的手术，但拔牙前的紧张、焦虑以及疼痛刺激，可引起患者心跳加快和血压升高，易使心血管疾病复发或加剧，甚至危及生命。因此，高血压患者如需拔牙，应提前控制好血压。

老年高血压患者的全身代谢及应激能力差，血压波动大，在拔牙过程中有可能使血压进一步升高，心率进一步加快。因此，对于需要拔牙的老年患者，术前尤其需注意测量血压和心率，只有血压稳定在一定安全范围内才可以进行拔牙治疗。

高血压患者如果近期发生过心脑肾的急性病变，比如脑中风、心肌梗死、心力衰竭、急性心绞痛、较重的心律失常、肾功能不全等，最好先暂缓拔牙。待病情稳定后，且在血压平稳的状态下再考虑拔牙。

2. 高血压患者可以泡温泉吗?

中医养生文化历史悠久，尤其是温泉养生，更具有中国文化的特色，深受人们的喜爱。我们知道水温和水压骤然变化会引起高血压患者血压的波动，发生危险，那么高血压患者是不是就完全不可以泡温泉呢?

答案并非如此，不是所有的高血压患者都不宜泡温泉。对于2级（中度）以下原发性高血压患者，只要采用合理的方式，并注意防范危险，就可以泡温泉，而且对降压有利。有研究表明，温泉水疗对于原发性高血压具有一定的辅助治疗作用。

在温泉中，患者精神、肢体的放松有利于血压下降，温泉水对人体的血液循环系统产生影响，也可起到降压作用，而且能长时间保持血压水平的稳定。但是，高血压患者泡温泉一定要谨记以下事项：

（1）控制时间——每次20~30分钟，每日1~2次。

（2）控制水温——38℃~39℃之间的水温比较适合，且需缓慢进入温泉池，避免骤然升温。

（3）随身携带药物——遵医嘱按时服药，以免意外事件发生。

（4）控制水位——水压升高会造成血压上升，建议只浸泡到胸部以下。

（5）缓慢出浴——体位以及环境温度的骤然变化会引起血压变化，容易导致脑供血不足，故起身时需谨慎。

总之，由于人与人之间存在差异，建议高血压患者应进行专业健康检查后遵医嘱，确定是否可以泡温泉，以免不良事件发生。

3. 高血压患者应缓慢起床的原因是什么？

高血压患者常常会被医生告知起床动作需要缓慢，尤其是老年高血压患者，那么究竟是什么原因呢？

首先，我们要了解与之密切相关的一个医学名词——直立性低血压，又称体位性低血压。简单地说，就是人躺着、坐着或蹲着，然后突然站起时，3分钟内收缩压下降≥ 20 mmHg，舒张压下降≥ 10 mmHg，感觉头晕或晕厥等。

这是因为体位突然改变成直立位时，受重力影响，大量血液流向下肢和腹腔，造成回心血量减少，血压突然下降，并产生一系列危害健康的症状，一般发生在站立数秒内。老年高血压患者常须服用多种降压药控制血压，而且老年患者血压自我调节的能力也有不同程度的下降。因此，有直立性低血压风险的人群，包括老年人、长时间卧床者、服用降压药尤其是多种药物联合降压治疗者，均应注意。

高血压患者无论是躺着，还是坐着、蹲着，在需要站起时，都要十分小心。高血压患者正确的起床过程如下：四肢伸展开，在床上坐起；双脚先于床边下垂；然后扶床边慢慢站起；等到感觉无不适后再缓慢行动。

此外，高血压患者除了起床，其他从坐或蹲的体位站立时，如小便、大便后直立性低血压更严重，故更应注意动作缓慢，扶靠周围物体，避免摔倒。

4. 高血压患者进行自我管理的方式有哪些？

原发性高血压是一种需要终生管理的慢性疾病。高血压一旦发生，患者应该做好自我管理，以确保获得理想的降压效果。

高血压患者自我管理的五大责任：

（1）定期监测自己的血压并做好记录，家庭自测血压是高血压患者自我管理的核心。

①选择设备：推荐使用上臂式电子血压计，血压计必须经专业认证，且应定期校准。不推荐使用手指式和腕式电子血压计。

②检查设备：测量血压前需了解血压计工作状态及使用方法。检查电子血压计电池的电量是否充足；检查开关是否灵活；详细阅读说明书，清楚袖带放置的正确位置。

③规范测量：按照医生的指导规范测量血压，并做好记录，给医生提供参考。

（2）定期复查，使医生了解病情变化和对治疗方案的遵从程度，以便根据需要调整治疗方案。

（3）长期坚持健康的生活方式，实践《国家基层高血压防治管理指南》(2020 版）倡导的“健康生活方式六部曲——限盐减重多运动，戒烟戒酒心态平”，保持身心健康。

（4）长期坚持遵医嘱服药，不要随意自行减药、停药或换药。

（5）学习与高血压相关的科普知识。经常学习了解权威机构发布的高血压及心血管疾病相关的科普知识，保持头脑清醒，识别伪科学，避免上当受骗而耽误正规治疗。

八、高血压患者的药物治疗

高血压是心脑血管疾病主要的危险因素之一，降压治疗的最终目的是降低心脑血管事件的发生风险。良药苦口，对症才有效果。知晓高血压服药的常见误区，才能有效控制血压。

1. 血压高但是没感觉，需要吃药吗?

需要。高血压是“无声杀手”。虽然无明显临床症状，但如果不加以控制，高血压发展可导致心脏、肾脏、大脑、眼底等靶器官受损，甚至出现脑卒中、心肌梗死、心力衰竭等严重并发症。早期诊断、早期遵医嘱规律治疗十分必要！

2. 血压高但我很注重生活方式干预，需要吃药吗?

减轻体重、运动、低盐低脂低糖饮食等生活方式干预能够降低血压，但是如果在改善生活方式一段时间后血压仍然不能完全达标，还是需要服用降压药物，保证血压尽快达标，减轻高血压对心脏、大脑、肾脏、眼等靶器官的损伤。

部分患者在用药过程中，血压长期保持在理想水平（120 mmHg 以下），可以遵医嘱逐渐减量。

3. 降压药不能随便吃，吃了就断不了？

降压药不是成瘾性药物，没有依赖，可以随时停药。但是，高血压是终身性疾病，除可通过生活方式干预控制血压的人群外，其他患者都需要终生用药控制，一旦随意停药，血压会重新升高。一定遵医嘱用药！

4. 优选长效降压药的原因是什么？

长效制剂是理想降压药的优良标准之一，降压治疗应优先使用长效制剂降压药。什么是长效降压药呢？让我们先从降压约的种类谈起。

临床上常用的降压药有以下几大类：

（1）血管紧张素转换酶抑制剂（ACEI），即所谓的普利类药物，如卡托普利等；

（2）血管紧张素Ⅱ受体拮抗剂（ARB），即沙坦类药物，如缬沙坦；

（3）钙离子拮抗剂，即地平类药物，如氨氯地平；

（4）β 受体阻滞剂类，如美托洛尔、比索洛尔等；

（5）还有一些含有复合成分的单片复方制剂。

以上各类药物均有每日服用 1 次的长效制剂，医生会根据每个患者的情况，开具不同种类的药物。如果经济条件允许，建议首选长效制剂。

各类药物各有其特点和适应症，可联合使用。降压药又分为长效制剂降压药和中、短效制剂降压药。

长效降压药——指一天服用一次的降压药物，可实现在 24 小时内平稳降压，对控制全天血压，尤其是晨峰血压有很好的作用，能够有效预防或减少脑卒中、心肌梗死和猝死的发生。

中、短效降压药——需要每日服用 2 ~ 3 次，血压波动性较大，作用时间短，很难覆盖晨起时段，且患者容易漏服，没有长效制剂的优势。

5. 降压越快越好，血压越低越好吗？

不是的。降压需要缓慢、平稳、长效。血压过高或过低，并发症和死亡率都会增加。血压过低，容易造成大脑供血不足，导致头晕、乏力。

6. 血压高吃药，血压正常就停药吗？

用药后的血压正常，是药物作用的结果，而不是“痊愈”。如果不规律用药会大幅增加血压的波动性，而心肌梗死、脑卒中等不良事件往往在血压反复波动时发生。一定要遵循医嘱用药！

7. 高血压患者夏天血压低，可以停药吗？

血压有季节节律，夏天血压通常低于冬天。如果夏天出现头痛、乏力等血压偏低的症状，可在医生指导下调整剂量。比如之前是服用两种降压药物，可以将一种药减半；如果病情需要，还可以将两种降压药都改成半片，这样小剂量的联合用药对稳定血压可能效果更好；如果只服一种降压药，则可以考虑改用半片。一定要遵循医嘱调药！

8. 吃了降压药就安全了，就不需要监测血压了吗？

定期监测血压才能知道降压药的长期治疗效果！建议居家早、晚各测量血压 2 ~ 3 次，每次间隔 1 分钟。血压未控制时，每 2 ~ 4 周诊室随访；血压得到控制后，可以每 3 个月诊室随访。

9. 长期吃一种降压药会产生耐药性吗？

有些高血压患者口服降压药物时，心里难免会有疑问：长期吃一种降压药物，会不会产生耐药性呢？会不会吃着吃着药物就不起效了？还有一些初诊为高血压的年轻患者，一开始不愿意服药，他们担心用药太早会出现耐药性，将来血压高了再用药就没效果了。这是一种非常错误而且危险的认识。

降压药物不会产生耐药性，只要我们选择的降压药物是得当的，血压就会得到有效的控制，在血压控制平稳的前提下，不推荐换药。

说到这里又有疑问了，那为什么有些人长期用一种药物，用了几年以后，药物效果就不好了呢？这种现象多是病情本身造成的。比如对一些老年患者来说，随着年龄的增长，动脉硬化的程度不断增加，再加上并发症（比如肾功能不全），有可能会出现原来的降压药物不能完全将血压控制在理想水平的情况。还有一些原因，比如温度、季节的变化，情绪波动等也有可能导致血压波动，需要调整降压方案。所以说，这并不是患者对降压药物产生耐药性了。

所以，不管是年轻患者还是年老患者，都要打消“降压药物有耐药性”的疑虑，坚持规律、长期口服适合自己的降压药物。

10. 什么时候需要停止服用降压药物？

降压药物能停用吗？有人说一吃药就得吃一辈子，停不了药。诚然，原发性高血压是一种慢性病，一旦患病需要长期用药来控制，因此不能随便停药。那么有哪些情况是例外呢？

（1）轻度高血压，生活方式改善之后血压恢复正常。

我们知道原发性高血压是一种和生活方式密切相关的疾病，一些和身体状态及生活方式相关的危险因素得到控制，如体重正常了，戒掉了烟酒，运动量加上去了，情绪放松了等，可以在一定程度上降低血压。所以，有些轻度高血压患者不用服药，血压也能维持正常，这个时候是可以停药的。

（2）环境发生变化时血压恢复正常。

我们知道，血压因气温高低会有所变化。天气热了，一些轻度高血压患者的血压会比冬天时有所下降，不用服药或者减少服药量即可控制在理想水平。有的患者在高原地区血压高，回到平原地区不需要服用降压药物，血压就自行恢复正常了。这个时候，在医生的指导下，停药或者减量是可以的，但也需要密切监测血压的变化，避免血压忽高忽低。

（3）出现严重药物不良反应。

降压药物也有一些副作用，比如，普利类降压药物常见的干咳，会影响患者生活；还有些地平类降压药物，服用后，有些患者会出现脚腕水肿、牙龈增生的副作用，程度较重时也需要停药。当然这里说的停药，是停用原来的药物，换成另外一种类型的降压药。

（4）特殊状态下。

这里是指某些特殊情况导致短时停药。比如妇女妊娠状态，有些降压药物会影响胎儿发育，必须停用，换为妊娠安全的药物；手术当天，如果需要全麻，因麻醉需要禁食、水，降压药物这时也需要暂时停用。

需要注意的是，该不该停药，什么时候停药，要尽量在医生的指导下进行，因为患者毕竟对有些情况把握不好，交给医生处理会更放心。

11. 血压平稳后可以停药吗？

经常有高血压患看提出这的问题：长期口服降压药物，现在血压一直稳定，是不是可以停药了？

我们的回答是不能停！血压一平稳就停药，这是一种片面的、不科学的认识。积极、长期、规律性的药物治疗，是控制高血压、预防并发症的最可靠的方法。

原发性高血压是一种终身伴随的慢性疾病，随着科学技术的快速发展，在研究探索高血压病因和精准预防治疗高血压方面，已取得了长足进步，并日臻完善。目前虽然还不能根治高血压，但是通过合理的药物治疗和健康的生活方式，能将血压控制在相对安全的范围内，从而减少高血压带来的心、脑、肾等器官损害和其他并发症，使我们能与高血压“和平共处”。

血压控制正常是降压药起作用的结果，如果贸然停用降压药物，失去了药物作用，血压又开始升高，这种血压波动对心、脑、肾的损害是非常大的，因此是非常不可取的。

12. 常用的降压药物有哪些？

目前，常用的一线降压约物有五大类，即利尿剂、钙通道阻滞剂（CCB）、血管紧张素转化酶抑制剂（ACEI）、血管紧张素 II 受体拮抗剂（ARB）、β 受体阻滞剂。

严格来讲，没有专门用于降低收缩压或舒张压的药物。对以舒张压增高为主的中青年高血压患者，ACEI 或 ARB 类降压药可优先考虑选用；若年轻高血压患者不能耐受 ACEI 或 ARB，或伴有心率快的症状，可考虑选用 β 受体阻滞剂，但需注意其对男性性功能的影响。对收缩压增高的老年高血压患者，优先选择CCB类药物。如血压控制不佳，可考虑联合使用ACEI或ARB类、利尿剂等药物。

13. 用了好几种药血压还是降不下来怎么办?

经常会有患者抱怨，为什么别人服用的降压药效果很好，可我自己吃的药却不好使呢?用了好几种药血压还是降不下来怎么办?应当注意以下几方面:

（1）纠正不健康的生活方式：控制钠盐摄入、控制体重、合理膳食、均衡营养。

（2）合理使用降压药：诊断高血压后，在医生指导下对心脏、大脑、肾脏等进行检查和评估，制定合理的用药方案。

（3）遵医嘱，规律服药治疗，不能漏服、少服和自行停药。

（4）排除药物、食物干扰：比如环孢素、促红细胞生成素、糖皮质激素、非甾体类抗炎药、抗抑郁药、口服避孕药、可卡因及某些中药（如甘草、麻黄）等，如必须使用应减至最低剂量。

（5）通过上述方法仍不能有效控制血压，应到高血压专科进一步明确病因。

14. 一直吃降压药，会不会变成低血压?

长期吃降压药，不会变成低血压。低血压是指血压低于90/60 mmHg。降压药虽然能降低血压，但降压幅度是有限的。在通常情况下，当血压越高时，药物对血压的降低作用越明显，降压幅度越大。服药2～4周后，血压控制稳定了，此时血压已经正常或者接近正常时，药物对血压的影响就会变小，并不会让血压一直下降，更不会造成低血压。

15. “高压不高，但低压却高了”需要治疗吗?

单纯舒张期高血压是指收缩压<140 mmHg，但舒张压≥ 90 mmHg，也就是“高压不高，但低压却高了”，常见于35～49岁的中青年，大多数由于超重、肥胖、精神压力过大、高脂血症等原因导致。如不及时治疗，同样会发生脑卒中、心肌梗死、心力衰竭和肾脏疾病等，因此应在医生指导下尽早开始治疗。

舒张压<95 mmHg，可以首先考虑采用非药物治疗，以改善生活方式为主。非药物治疗 3 月后血压仍不能控制在 140/90 mmHg 以下时，应服降压药物。

单纯收缩期高血压是指收缩压≥ 140 mmHg，但舒张压 <90 mmHg。单纯收缩压增高主要见于老年患者。临床观察发现，随着年龄增长而出现的单纯收缩压增高，更难控制，更易发生脑卒中、心肌梗死。

16. 单纯高血压患者的血压应该控制在什么水平？

一般来说，仅有血压升高（≥ 140/90 mmHg) 但未合并心脏、大脑、肾脏等损害的患者，为单纯高血压患者，血压应控制在 140/90 mmHg 以下，能耐受者可进一步降至 130/80 mmHg 以下。

17. 哪些高血压患者容易出现并发症？

我们都知道，高血压不仅仅是单纯的血压升高，而且是一种全身性疾病。高血压会损害身体多个器官和系统，在没有发展到一定严重程度时不会出现明显的临床症状，是一个“无形的杀手”。一些高血压患者都是出现了并发症后才意识到得了高血压，然后才开始诊断、正确认识和治疗高血压。

高血压有哪些并发症呢？高血压的并发症主要是对心、脑、肾等靶器官的损害，可导致左心室肥厚、心力衰竭、缺血性中风、脑出血、缺血性心脏病、慢性肾脏病、主动脉夹层及动脉瘤等。此外，还会导致眼睛的受损。

哪些患者容易出现这些并发症呢？高龄、血脂异常（例如低密度脂蛋白胆固醇升高、高密度脂蛋白胆固醇降低）、糖尿病患者和吸烟人群容易出现心脑血管并发症。流行病学研究发现，中风和冠心病的发生风险会随血压的升高逐渐增高。因此，如果高血压患者长期血压控制不当，会大大增加患中风和冠心病的风险。尤其是高血压同时并存糖尿病、血脂升高伴高密度脂蛋白 (HDL）降低、应用某些特殊药物（可卡因、安非他明）等情况，可使中风等高血压并发症的发生风险进一步增高。

在日常生活中，高血压患者应管理好血压和其他危险因素，延缓并发症的发生。

18. 高血压合并心脏病患者的血压应控制在什么水平?

高血压合并冠心病患者：血压宜控制在 130/80 mmHg 以下，注意舒张压不宜降至 70 mmHg 以下。

高血压合并心力衰竭患者：血压控制在 130/80 mmHg 以下；高血压合并心房颤动患者：血压控制在 130/80 mmHg 以下。

19. 高血压合并冠心病患者的日常注意事项有哪些?

高血压患者发生冠心病的风险随着血压的升高逐渐增加。研究显示，在血压达到正常范围内的相对较高水平时，每当收缩压（高压）升高 20 mmHg 或者舒张压（低压）升高 10 mmHg，高血压患者发生冠心病的风险就会升高一倍。

如果高血压患者同时合并冠心病，应该注意些什么呢?

（1）注意监测血压——高血压合并冠心病患者，如能耐受，血压应降至 130/80 mmHg 以下，老年人舒张压（低压）最好不要低于 60 mmHg，以保证心脏的冠状动脉系统获得充分的血液供应。因此服用降压药物期间，需监测血压，将血压维持在合理的范围内。

（2）控制其他危险因素——如腹型肥胖、血脂异常、糖尿病、吸烟、饮酒等。

（3）适宜的体育锻炼——在进行体育锻炼的的候，最好先进行专业评估，找到合适的运动方式和运动量。避免出现因运动过于剧烈导致心跳急速加快、心脏供血不足而诱发心绞痛等情况。

20. 高血压合并糖尿病患者的血压应控制在什么水平?

高血压合并糖尿病患者：血压应控制在 130/80 mmHg 以下。

如果是老年人，或者同时合并严重冠心病的患者，可采取更宽松的血压控制水平，在 140/90 mmHg 以下即可。

21. 高血压合并糖尿病患者的日常注意事项有哪些?

高血压和糖尿病都是常见的慢性病。据统计，每三个患有糖尿病的成年人中，就有两个高血压患者。很多时候，高血压和糖尿病都是“结伴而行”的，因此，有人将之称为“姐妹病”，这两种疾病导致心脑血管死亡事件剧增。

高血压合并糖尿病患者除了规律用药，控制好血糖和血压之外，在生活中还需要注意哪些事项呢？下面从饮食和生活习惯等几个方面和大家谈一谈。

（1）饮食的选择。

近些年来国际上比较推崇 DASH 饮食。这种饮食模式源于 1997 年美国启动的一项大型高血压防治计划（Dietary Approaches to Stop Hypertension，DASH)。这项研究显示，在饮食中如果能摄入足量的蔬菜、水果、低脂(或脱脂）奶，以获得足够的钙、镁、钾等营养元素，并尽可能减少油脂量，尤其是动物性油脂，可以有效地降低血压。

目前常推荐 DASH 饮食作为预防及控制高血压的饮食模式，具体方案如下：多吃蔬菜、水果；食用低脂或者脱脂奶制品，如低脂或者脱脂牛奶、酸奶，或低脂乳酪；选择全麦、高纤维食物，如全麦面包、糙米和燕麦；可以吃少量含不饱和脂肪酸的食物，如新鲜坚果；减少动物脂肪的摄入，选择瘦肉或肉替代品，如豆类、扁豆、鱼肉、不带皮的鸡肉等；低盐饮食；使用健康的烹饪方法，如蒸、煮、炖等。

（2）肥胖会导致胰岛素抵抗，不利于血糖控制。

应该减轻体重或者控制体重增长，少吃高热量食物。

（3）适当运动。

尽量做到每天 30 分钟的有氧运动，如快步走，也可以每周进行 2 ~ 3 次抗阻力锻炼，如利用器械做一些适当的臂力、腰腹腿部肌肉力量的训练。

（4）戒烟戒酒。

保持上述健康的生活方式对于糖尿病患者至关重要，在具体执行时还要注意以下几点：

（1）减少血糖波动——虽然 DASH 饮食推荐多食用蔬菜和水果，但糖尿病患者一定要在确保血糖稳定的前提下进食水果，万万不能“捡了芝麻丢了西瓜”，因为摄入大量水果会导致血糖升高。

（2）防止低血糖发作——在运动时，如果运动持续时间较长，要警惕低血糖的出现。而且运动会引起出汗，需要和低血糖症状相鉴别，要随时携带糖果、含糖巧克力等能够迅速纠正低血糖的食物。

（3）避免皮肤受伤——糖尿病患者有了伤口后皮肤不容易愈合，因此生活中应尽量避免皮肤外伤。

22. 高血压合并肾脏病患者的血压应控制在什么水平?

高血压合并慢性肾脏病患者：血压宜控制在 130/80 mmHg 以下。

80 岁及以上的老年慢性肾脏病患着，宜采取更宽松的血压控制水平，在 140/90 mmHg 以下即可。

23. 高血压合并肾脏病患者的日常注意事项有哪些?

调查显示，我国慢性肾脏病患病率为 10.8%，约有 1.2 亿人，而高血压是慢性肾病最主要的致病因素之一。高血压与肾脏疾病互为因果，高血压本身会引起肾脏损害，形成高血压肾病；同样，某些肾脏疾病也可能导致高血压，形成肾性高血压。

为了最大限度延缓或者降低肾脏受损的程度，合并慢性肾脏疾病的患者如能耐受，应将血压控制在 130/80 mmHg 以下。在生活中，还需要注意以下几个方面：

（1）健康的饮食习惯。

健康的饮食有助于我们控制血压，建议低脂、低胆固醇饮食，多食用富含维生素、蛋白和纤维素的食物，如低脂或脱脂奶制品、鱼类、禽类及坚果类，少食用红肉、糖果及含糖饮料。

（2）适度规律锻炼。

适度规律的锻炼有助于控制血压，同时对改善其他健康问题也有帮助。每天可进行 30 ~ 60 分钟的锻炼，例如快走、慢跑、跳舞、骑车、做家务等。

（3）保持健康的体重。

对于超重或者肥胖的人群，在第一年可以减掉体重的 7% ~ 10%，如果用体重指数（BMI）来衡量，最佳体重状态是 BMI 保持在 24kg/m^2 以下。

（4）戒烟。

吸烟会损伤血管壁，加速动脉粥样硬化的进展，并导致肾脏缺血加重，所以高血压患者应积极戒烟。

（5）维护心理健康。

可采用听音乐、有氧运动、瑜伽冥想等方式放松身心。在生活中不断学习和提高控制情绪和解决问题的能力，以维持健康的心态。

24. 高血压合并脑血管疾病患者血压应控制在什么水平？

高血压合并缺血性脑卒中患者：血压控制在 140/90 mmHg 以下，但合并已知严重颅内外大动脉狭窄的患者，血压的管控不宜过于严格。

高血压合并脑出血恢复期患者：血压控制在 130/80 mmHg 以下。

25. 高血压合并血脂异常的患者日常注意事项有哪些？

血脂异常俗称“高血脂”，主要是指血液中有害物质（如胆固醇，尤其是“坏胆固醇”低密度脂蛋白胆固醇）升高，沉积在血管壁上，导致动脉粥样硬化病变，使冠心病、脑中风等疾病的发生风险增加，严重威胁人们的健康。高血压合并血脂异常，可使心血管疾病风险增高，更应积极控制。

饮食不均衡和生活方式不健康，往往会导致血脂异常，所以调整饮食和改善生活方式是调节血脂异常最经济有效的方法。高血压合并血脂异常的患者在生活中应注意以下几点：

（1）减少饱和脂肪酸和胆固醇，以及反式脂肪酸的摄入。

饱和脂肪酸来源于动物脂肪和内脏。常见的高胆固醇食物有动物内脏、禽类蛋黄、鱼子、蟹黄及鱿鱼等软体类海鲜。富含反式脂肪酸的食物有饼干、脆片、曲奇饼、炸薯条、蛋糕等。

（2）多吃有助于降低血脂的食物，如植物固醇和可溶性纤维素。

含膳食纤维高的食物主要包括全谷类食物、水果、蔬菜、各种豆类。

（3）控制体重，避免肥胖。

高血压和血脂异常经常同时发生在肥胖患者身上，所以该类人群应通过控制进食总热量和适量运动，将体重控制在理想水平。

（4）坚持规律的有氧运动。

在身体状况允许的情况下，推荐每天至少半小时的快走、慢跑、游泳、园艺劳动等运动，运动时以微微出汗、心率加快、能说话但不能唱歌、相当于正常成年人每 10 分钟 1000 步的速度的运动强度为宜。

（5）控制其他心血管疾病危险因素。

如控制血糖、戒烟、限盐等。

当然，除了长期坚持健康的生活方式，药物治疗是控制血压、血脂的关键。高血压合并血脂异常的患者一定要谨遵医嘱，规律服药！

26. 肾上腺结节与高血压

近年来随着健康体检的普及，尤其是腹部 CT 的检查越来越多，往往顺便就发现了肾上腺结节，人们拿到报告往往会紧张。发现肾上腺结节后，建议前往正规医院高血压专科进行肾上腺分泌激素检测。

如果是有功能的肾上腺结节，可出现高血压、低血钾、糖尿病等临床症状。结节分泌的激素不同，治疗有很大区别，因此应在明确肾上腺结节病变性质后，再进行结节切除手术。直径小于 2 cm 的无功能性结节可以不用治疗，每年复查一次肾上腺 CT，观察结节变化情况。如果无功能结节超过 3 ~ 4 cm 也可考虑切除。

27. 甲状腺疾病与高血压

甲状腺主要分泌甲状腺素，如果分泌过多，会出现甲状腺功能亢进，即甲亢。甲亢可导致心脏收缩力增强，心脏射血量增加，激活交感神经，刺激体内的肾素－血管紧张素－醛固酮系统，引起高血压。根治甲亢后，与之相关的高血压症状会逐渐好转。

除甲亢外，如果甲状腺素分泌减少，发生甲减时也会引起血压升高。

28. 中医药对治疗高血压有用吗？

中医药在血压管理中独具特色，可根据患者的临床证候以及年龄、性别、病程、并发症、地域等多因素进行综合治疗。中医药治疗高血压可配合降压药使用，在减少降压药用量、增强疗效与血压稳定性等方面有效果。中医治病非常关注个人的感受，重视对症状体征的观察和询问，其治疗高血压的重点和优势有：缓解临床症状、提高生活质量、防止血压较大幅度波动、预防靶器官的损害、减少并发症等。

29. 中医治疗高血压有哪些方法?

中医治疗高血压的方法多样，有中药、针灸推拿、运动疗法、气功疗法、心理疗法、音乐疗法、饮食疗法等。其中中药治疗是基础，其他疗法为辅助，但都需要在专业医生的指导下进行。

30. 听说别人高血压吃中药血压控制得很好，我可以按他的药方吃药吗?

中医的两大特点是整体观念和辨证论治，与个人体质的内涵、种类有密不可分的关系。每个人的体质各不相同，不能因为别人的药方有疗效就轻易拿来尝试，很可能适得其反。目前中医对于体质分型的主要根据是阴、阳、气、血、燥、湿的有余与不足理论。临床上为了配合辨证治疗，也有将体质区分为寒性体质与热性体质、实性体质与虚性体质，如想寻求更为详细的中医治疗方案，请及时寻求中医科专业医生的帮助。

31. 高血压患者需要检查眼底的原因是什么?

一旦确诊为高血压，大夫经常会让高血压患者去做眼底检查。许多患者不理解，常常问医生：“高血压会影响眼睛吗？会引起视力下降吗？”回答是肯定的，高血压会引起视力下降，甚至失明。

前面我们已经说过，高血压是一个损害全身血管的疾病，眼睛里也有很多血管。因此，眼睛也是高血压“加害”的器官之一。高血压不仅会导致眼部血管损伤（视网膜病变）及视网膜下积液（脉络膜病变），还可引起神经损伤（视神经病变），导致短暂或永久性视觉障碍。为了保护我们的视力，高血压患者应该注意以下问题：

（1）定期检查眼底。

中、重度的视网膜病变可能没有明显症状，大约只有 5% ~ 10% 的患者会有视觉问题，所以千万不能忽视眼底镜检查。定期专科检查视力，做眼底镜检查是非常重要的。

（2）出现急性症状及时就诊。

高血压患者如果出现血压急剧升高、视物不清、短时间内视力下降明显，甚至有恶心、呕吐等颅内压升高的症状，我们称之为高血压急症，一定要尽早就诊，做眼底镜及眼底照相等检查，明确诊断。

为了减少眼底损伤，最重要的是把血压长期控制在正常范围之内，同时注意控制血糖、血脂，健康饮食，戒烟戒酒，适当运动，从根本上降低动脉粥样硬化的风险，使全身获益。

32. 高尿酸患者日常生活中的注意事项有哪些？

尿酸是一种叫作嘌呤的物质在人体内经过代谢形成的最后产物，绝大部分随尿排出。

当男性血中尿酸水平高于 420 μmoL/L、女性高于 357 μmoL/L 时，就称为高尿酸血症。血中高尿酸一旦出现，就可能发展成痛风。且高尿酸血症是导致高血压、2 型糖尿病等疾病的危险因素，严重影响人体健康，应积极预防和治疗。

健康的生活方式是最为经济和可持续性的降尿酸治疗策略之一。

（1）应限制高嘌呤饮食。

要严格控制对海鲜、肉类和动物内脏等富含嘌呤食物的摄入，以低嘌呤食物为主。

（2）坚持运动，控制体重。

肥胖与高尿酸关系密切，肥胖者宜选择适宜的运动方式减轻体重，注意循序渐进，避免体重下降过快或运动损伤。

（3）戒烟、戒酒，尤其是啤酒。

（4）多饮水。

饮水量保证每天不少于 1500 ml，运动前后更需要多饮水。此外，患有高血压或其他疾病的患者还应注意，用药须遵医嘱，避免药物间相互作用。比如，避免服用噻嗪类利尿药、皮质激素等药物，防止引起尿酸升高。

那些伴有尿酸升高的高血压患者，优先选用普利类、沙坦类和地平类药物，比如氯沙坦钾片或阿利沙坦酯，既降低血压，同时又有降尿酸作用。

有些患者尿酸升高常与体内代谢功能有关，单纯生活方式的改善无法控制尿酸水平，应遵医嘱服用降低尿酸的药物，如别嘌醇片、苯溴马隆等。

33. 降压治疗，不能跟着感觉走

目前人们对高血压似乎是耳熟能详，但对高血压的认识不够全面，尚存在很多误区，极不利于对高血压的治疗和控制。我们必须纠正这些错误的看法，科学有效地防治高血压。今天与大家探讨一下“凭感觉”用药进行降压治疗的危害。

生活中有相当一部分患者，完全凭借自己的感觉来估计血压水平，甚至认为只要没有不适感觉，高血压就无须用药治疗。其实这是非常错误的观念。

高血压是“无声杀手”，起病隐匿。由于较长时间处在血压逐步升高的状态下，身体已经渐渐适应，一些高血压患者没有感觉到不适，甚至有患者虽然血压很高，但自己没有察觉到，以至于突发脑出血、猝死等严重的并发症。

高血压症状轻重的表现不一定与血压的高低水平一致，尽管没有感觉不适，也不能代表血压正常。所以高血压患者需定期测量血压，尤其是血压未得到控制或不稳定的情况下，每天均应测量血压；即便是血压得到控制且平稳也应每周固定一天测量血压，不能凭感觉来估计血压水平。

34. 长期服用阿司匹林的注意事项有哪些？

阿司匹林具有良好的解热镇痛作用。除此之外，还能够抑制血小板聚焦和阻止血栓形成，是全球范围内历史悠久、应用广发的药物之一。心脑血管病患者长期服用小剂量的阿司匹林，可有效降低心脑血管疾病再次发生的风险。

长期服用阿司匹林的患者，除具备适应症，需要遵照医嘱外，还应注意以下事项：

（1）服用阿司匹林前，应首先排查有无引发消化道出血的危险因素，包括：

消化道溃疡或溃疡并发症史；有无出血倾向；是否年龄 >70 岁；是否正在服用皮质类固醇、其他抗凝药物或非甾体类抗炎药物等。

如有以上任一危险因素，应及时告诉医生，以便采取相应的措施。

（2）血压稳定控制在 <150/90 mmHg 后，方可服用阿司匹林。

（3）小剂量肠溶阿司匹林宜空腹服用，非肠溶阿司匹林建议餐后服用，以减少胃肠道反应。

（4）高血压患者合并有活动性胃溃疡或消化道出血、过敏者，应禁用阿司匹林。

（5）患者治疗过程中发生脏器出血，应停用阿司匹林。

（6）患者有凝血功能降低的出血倾向，应慎用或停用阿司匹林。

（7）严重肝病、肾衰者，应慎用或停用阿司匹林。

长期服用阿司匹林应根据个人的病情及体质状况，谨遵医嘱，注意用药禁忌，养成良好的用药习惯，最安全最有效地享用阿司匹林给人类带来的益处。

35. 血压降不下来，应警惕继发性高血压

血压高了，大部分人的第一反应是赶紧吃药降血压，但对于由某些疾病引起的继发性高血压光吃降压药，并不能有效控制高血压。对这类患者来说，最重要的是找到病因所在，及时诊治原发疾病才能控制住血压。

新诊断的高血压患者应该进行常见继发性高血压的筛查，必要时建议到高血压专科就诊。以下几种情况应警惕继发性高血压：发病年龄 <40 岁的 2 级高血压（>160/90 mmHg）；儿童、青少年（<18 岁）出现高血压（>120/80 mmHg）；高血压伴有自发或利尿剂引起的低钾血症；夜尿增多、血尿、泡沫尿或有肾脏疾病史；阵发性高血压，发作时伴头痛、心悸、皮肤苍白及多汗等；双侧上肢血压相差 20 mmHg 以上，股动脉等搏动减弱或不能触及；降压效果差，不易控制；夜间睡眠时打鼾并出现呼吸暂停；长期口服避孕药及糖皮质激素等药物者；长期血压稳定者突然出现急性恶化性高血压。

36. 警惕睡觉打呼噜引起的高血压

睡觉打呼噜是睡眠呼吸暂停低通气综合征（OSAHS）的一个症状，这类患者常伴肥胖、高脂血症，夜间鼾声如雷，晨起后头晕、头痛，白天疲倦、打瞌睡，很容易发生高血压。建议通过监测睡眠明确诊断。

睡觉打呼噜引起的高血压要积极干预，病根是打呼噜引起的大脑缺氧，

因此治疗打呼噜是根本问题。OSAHS 诊断明确后，一般采取正压通气的方法纠正低通气状态，加戴氧气面罩，夜间睡眠时使用无创呼吸机等，同时可通过运动减轻体重。建议侧卧位睡觉，以减轻呼吸道梗阻。

九、特殊人群高血压的管理

高血压有自己的特殊人群，例如儿童青少年高血压、妊娠期高血压以及 65 岁及以上老年人高血压。因心脑血管系统危险水平不同，血压控制目标与降压药物选择亦有所不同。因此，对待特殊人群高血压，何时启动降压治疗？降压目标值是多少？应根据年龄、身体状态、血压水平、靶器官损害以及合并疾病等情况综合确定。

（一）老年人高血压

1. 老年人测量血压都应注意些什么呢？

老年人容易发生直立性低血压，也就是卧位时血压高，由卧位突然站起来后血压降低，导致脑供血不足，出现头晕、眼花甚至晕倒等症状。

因此，老年人在测量血压时，应测量卧立位血压，即在卧位休息 5 分钟后测量血压，然后缓慢站起来后 1 分钟和 3 分钟时再次测量血压。

2. 老年人高血压的 5 大特点是什么？

我国 60 岁及以上的人群中，每 10 个人当中就有 6 个患高血压。老年人常常有动脉硬化、血管弹性差等问题，因此老年人高血压有 5 大特点：

（1）收缩压高（≥ 140 mmHg）而舒张压不高（<90 mmHg），脉压增大。老年人收缩压越高，脉压越大，发生脑卒中和冠心病的危险越大。

（2）血压波动大。老年人容易受环境改变的影响，产生应激反应，使诊室测量血压远高于家庭自测血压；容易发生“清晨高血压”“夜间低血压”或“夜间高血压”，影响治疗效果，发生脑卒中和冠心病的风险大。

（3）容易发生直立性低血压和餐后低血压。

（4）并发症多且严重。多种疾病并存，例如“三高”：高血压、高血糖、高血脂，以及心脏疾病（冠心病、心律失常、心力衰竭等）。用药种类和数量多，易发生药物之间的相互作用，出现药物不良反应。

（5）假性高血压。假性高血压是指用普通袖带测压法所测血压值高于经动脉穿刺直接测的血压值。多见于老年人及尿毒症、糖尿病、严重动脉硬化患者。当高血压患者出现降压药物治疗无效及长期高血压或严重高血压而无靶器官损害时，要高度怀疑假性高血压。

3. 饭后头晕心慌，需要警惕“餐后低血压”

有些老年患者一吃完饭就头晕、乏力、心慌，量血压还特别低，这时就迷惑了，“明明有高血压，怎么吃完饭血压就低了，这怎么办？是不是不用吃降压药了？”

餐后低血压是老年高血压患者容易发生的情况，患病率达 36% ~ 70%。一日三餐中，早餐后出现餐后低血压的概率最大，多发生于餐后 1 ~ 2 小时。餐前血压越高的患者，餐后发生低血压的风险越大，血压下降幅度也越大。

医生提示：餐后 2 小时内收缩压比餐前下降 20 mmHg 以上；或者餐前收缩压≥ 100 mmHg，而餐后 <90 mmHg；餐后血压下降未达上述标准，但出现心脑血管缺血症状者，要警惕“餐后低血压”。

4. 老年高血压患者的血压需控制在什么水平呢？

65 ~ 79 岁的高血压患者，血压高于 150/90 mmHg 时，应当服降压药，把血压控制在 140/90 mmHg 以下。如果收缩压控制在 130 mmHg 以下时耐受良好，可继续治疗，长期稳定在 130 mmHg 以下。

80 岁及以上的高血压患者，收缩压高于 160 mmHg 时，应当服降压药，把血压控制在 140/90 mmHg 以下。衰弱的高龄老年人应注意监测血压，降压速度不宜过快，降压水平不宜过低。

5. 老年高血压患者要警惕 9 个危险时刻是什么？

（1）气温骤降时：每当寒流过境、天气降温之时，便是脑卒中的多发之日。因此在冬、春季节，高血压患者要做好防寒保暖工作。

（2）贪烟嗜酒时：大量吸烟与饮酒是导致脑卒中的重要原因，尤其对患高血压、动脉粥样硬化的老年人，极为危险。

（3）情绪波动大时：人在愤怒、悲伤、恐惧或大喜时，血压会骤然升高，心率加速，容易诱发心脑血管疾病。因此，高血压患者要避免生气、着急，比如在麻将桌上"奋战时"要有所节制，不要过于激动，以防乐极生悲。

（4）清晨 6:00 ~ 9:00：清晨人刚从梦中醒来，血流缓慢，体内水分缺乏，致使血液浓缩，易引发脑梗死。老年人在睡前和晨起后，适当喝些温开水，十分有益。

（5）餐后 1 ~ 2 小时：吃完饭后消化系统需要较多的血液来运转，心脏和大脑的血液就会相对减少。老年人自身的血压调节功能比较弱，容易导致餐后低血压，出现头晕、乏力、面色苍白、晕厥等。因此，老年高血压患者在进餐时不宜暴饮暴食，建议少食多餐，饭后可平躺半小时，不要立即做剧烈运动。适当调整降压药的用药时间，尽量不要在餐前服药，可改为两餐之间服药。

（6）屏气排便时：老年人常有习惯性便秘，屏气用力排便时，腹压加大，可使血压升高。当血压超过脑血管壁承受能力时，就会导致血管破裂，发生脑出血。此外，用力排便会给心脏造成压力，易导致心肌梗死。因此，高血压患者要适量运动，避免精神紧张，保持心情舒畅，日常生活中多吃富含膳食纤维的食物。

（7）洗澡沐浴时：老年人体质较弱，体温调节和血管舒缩功能较差，在热水或冷水刺激下，血压易发生波动。因此，老年患者洗热水澡时水温不能过高，时间不能过长。

（8）性生活时：在性生活过程中，由于情绪激亢、心跳加快可使血压骤升，有冠心病史的高血压患者要格外注意，一旦发现身体不适，立即终止。

（9）不及时服药时：被诊断为高血压后，如不及时治疗，心脏疾病方面会发生心肌肥厚、心功能不全、心肌梗死等；脑血管疾病方面会发生脑梗死、脑出血等。

（二）“无形杀手”——妊娠期高血压

1.“孕妈妈”应警惕妊娠期高血压

妊娠期高血压是指女性妊娠 20 周以后出现高血压（≥ 140/90 mmHg）伴有水肿、蛋白尿等，分娩后消失。如果发生头痛、眼花、胸闷、恶心、呕吐等症状，意味着病情加重，是孕产妇和胎儿死亡、胎儿早产的重要原因。随着“三孩”政策开放，越来越多的高龄妈妈加入生育大军，更应警惕妊娠期高血压。

2. 怀孕后血压升高，该怎么办呢?

（1）保证休息：获得充足的睡眠，每天休息不少于 10 个小时。在休息和睡眠时，右侧卧位是最合适的体位。

（2）调整饮食：确保摄入足够的蛋白质（>100 g/d）、富含钾离子的蔬菜和水果、维生素、铁和钙补充剂。

（3）血压监测：每天测量体重和血压并记录。

（4）药物治疗：及时就医，在医生的指导下使用降压药物治疗。

3. 妊娠期高血压如何管理呢?

无靶器官损害的孕妇，启动降压治疗时机为诊室测量血压≥ 140/90 mmHg，降压目标 <140/90 mmHg。有靶器官损害的孕妇，启动降压治疗时机为诊室测量血压≥ 140/90 mmHg，降压目标 <135/85 mmHg，但应避免将血压降至 <130/80 mmHg。

对妊娠期高血压急症（诊室测量血压≥ 160/110 mmHg）患者，建议收入院并酌情转诊至上级医院。

（三）儿童青少年高血压值得关注

1. 什么是儿童青少年高血压？

高血压不是中老年人的专利，越来越多的儿童和青少年受到高血压的威胁。儿童青少年高血压指年龄 <18 岁时发生的高血压。在我国，儿童期一般指 6 或 7 岁至 11 岁，青少年期指 11 ~ 17 岁。我国儿童青少年男生、女生高血压患病率分别为 16.1% 和 12.9%，且呈现上升趋势。

2. 儿童青少年高血压的危害有哪些？

儿童青少年高血压可持续至成年，在没有干预的情况下，约 40% 会发展为成年人高血压，即表现为“血压轨迹现象”。高血压儿童在成年后发生心脑血管疾病及肾脏疾病的风险大大增加。

3. 儿童青少年的血压怎么测量？

儿童青少年血压测量方法与成人相同，但注意应根据不同年龄选择合适尺寸的袖带。3—5 岁儿童选择 SS 袖带型号，6—11 岁儿童选择 S 袖带型号，多数≥ 12 岁青少年可以使用成人袖带（根据上臂围选择 M、L、XL）。对初次测量血压的儿童青少年，建议测量四肢血压以排除主动脉缩窄。

建议 3 ~ 17 岁的儿童青少年每年体检时进行血压测量。对伴有超重和肥胖、高血压家族史、肾脏病、糖尿病、主动脉缩窄手术史者，应定期测量血压。

4. 儿童青少年高血压的诊断和成人有什么不同？

儿童青少年高血压的诊断可首先采用简化后的“公式标准”进行初步判断，筛查出的可疑患儿必须到高血压专科门诊进行进一步的诊断和治疗。

中国 3 ~ 17 岁儿童青少年高血压筛查的简化公式标准

性别	收缩压 /mmHg	舒张压 /mmHg
男	100+2× 年龄（岁）	65+ 年龄（岁）
女	100+1.5× 年龄（岁）	65+ 年龄（岁）

5. 儿童青少年高血压的特点有哪些？

“年轻人怎么会得高血压，生活方式不健康，也能扛得住。”这是错误的！青少年高血压患者多为原发性高血压，血压轻、中度升高，通常没有临床症状，常通过体检发现，容易漏诊。这部分高血压多是由超重 / 肥胖、精神压力大、缺乏身体活动、高脂血症等导致。现在的儿童，爱吃油炸食品、爱喝含糖饮料，肥胖儿童越来越多，为青少年高血压埋下了隐患。

部分高血压患儿为继发性高血压，继发性病因和成年人相同。

6. 儿童青少年得了高血压怎么办？

（1）生活方式干预。

建议家庭成员、教师共同参与，制定可行的目标，并设置奖励机制（非食物奖励），以促进儿童青少年培养健康的生活方式。包括：①肥胖儿童应控制体重。②增加有氧运动和力量运动，达到每天 60 分钟的中、高强度活动量，减少久坐静态时间。③平衡膳食，控制每日总能量摄入，少喝含糖饮料、少吃快餐等高热量食物，养成健康饮食习惯。④避免持续性精神紧张状态。⑤保证足够睡眠时间（6 ~ 12 岁儿童，保证 9 ~ 12 小时睡眠；13 ~ 17 岁青少年，保证 8 ~ 10 小时睡眠）。

（2）药物治疗。

儿童青少年高血压的药物治疗适用于：① 2 级高血压；②有高血压临床症状或有靶器官损害；③合并糖尿病；④经生活方式干预 6 个月后血压仍未达标。儿童青少年继发性高血压应积极针对病因治疗，对不能纠正原发疾病者，通过药物治疗控制血压。

医生提示：一旦有迹象马上就诊；一旦确诊，马上开始干预！采用生活方式干预、药物治疗结合的综合方式治疗高血压。低盐、低脂、低糖饮食，合理锻炼，控制体重，减轻精神压力，合理用药。

（四）青年高血压

1. 如何治疗青年高血压？

随着生活水平的提高，我国高血压发病人群呈现出明显的年轻化趋势。对比2002年和2010年的数据，我们发现，18～44岁的青年高血压的患病率由9.1%升高到17.5%，8年期间，患病率增加了将近一倍！青年高血压由于其自身的特点，在治疗上同老年高血压有所不同。

（1）在排除继发性高血压后，应关注生活方式的改善。

青年人通常处于学习、工作强度比较大的时期，往往有久坐、高盐高油饮食、吸烟和酗酒、精神压力大等经历。这些不良因素导致肥胖流行，高血压患病率增速明显，高血压已经严重威胁到青年人的健康和生命安全。因此，青年人更应该重视改善不良的生活方式。

（2）药物治疗。

在改善生活方式一段时间后，如果血压不但没有降低，反而出现了高血压症状，或伴有心脑肾等器官的损害，或者合并糖尿病等，那么就需要采用药物降压了。青年人高血压的发病机制多以舒张压升高为主。药物治疗首选普利类或者沙坦类，如果心率偏快，比索洛尔、美托洛尔等也是不错的选择。如果单用一种药物控制血压不能达标，应考虑在此基础上联合用药。当然，每个患者都有不同的情况，还是要听从医生的综合判断和建议。

（3）加强治疗的依从性。

加强依从性，通俗讲就是要“听医生的话”。很多青年患者经常不能定时、定量地服药，因工作关系也不能按时复诊，导致青年患者群体血压达标率低于老年群体。所以，要纠正这些人为的错误。

2. 青年高血压患者应注意的事项有哪些？

在高血压发病率越来越高的今天，很多青年人也加入了高血压的大军。

在美国，有将近一半的成年人面临着血压升高的风险，但是，这并不意味着轻度血压升高都需要药物治疗。美国心脏病协会呼吁医生应该更加关注改善高血压患者不健康的生活方式。包括：

（1）不熬夜。

当今年轻人不熬夜的少，但是患有高血压的年轻人不熬夜是控制血压的重要措施。不打乱生物钟，保证充足的睡眠时间，提高白天的工作效率，才能形成良性循环。

（2）重视体育锻炼，减轻体重。

很多年轻人的工作性质决定需要久坐，如果业余时间也不注重锻炼，很容易导致体重增加，血压升高。体重每降低 10 千克，收缩压下降 5 ~ 10 mmHg，因此减轻体重对于肥胖的高血压患者是必须的！

（3）健康的饮食。

要限制盐的摄入，多摄入含钾丰富的食物，如香蕉、土豆或者是深色的叶菜。青年人饮食不规律，很难保证营养全面和均衡，过多地食用腌制以及深度加工的食物，往往对控制血压不利。

（4）戒烟。

因为工作或者生活的压力、应酬等原因，很多青年人都有抽烟的习惯。吸烟会引起和加重高血压，并降低机体对降压药的反应。因此高血压患者一定要戒烟。

十、高血压的自我健康管理

俗话说“管住嘴，迈开腿”。因为病在自己身上，高血压患者要想控制血压必须靠自己，关注血压变化，控制高血压的危险因素，在日常生活中加强自我健康管理。

（一）个人是健康第一责任人——高血压患者的自我管理

在医院患者与医生的对话：

患者：“大夫您好！我的血压高了，该怎么办呢？”

大夫：“千万不能对高血压放之任之，应关注血压变化，控制高血压的危险因素，学会自我血压管理。”

患者：“什么是自我管理，我该如何做呢？”

自我管理最核心的就是定期监测健康状况，做好血压监测。因此要做到：

1. 自备血压计，家庭血压测量很重要

建议有条件的患者使用国际标准认证合格的上臂式电子血压计，在家监测血压。不推荐使用腕式血压计、手指血压计等其他部位的电子血压测量设备。血压未达标时，每天早、晚测量 2 次，连续记录 1 周，去看医生。血压达标后，每周至少测量 1 天。

2. 治疗高血压，坚持好心态

树立自己能够战胜高血压的信心，即“我能行，我能管好自己的高血压”。养成良好的生活方式，注意饮食调理，劳逸结合，适当运动，保持好心情，保持充足睡眠。

3. 有决心，有恒心，定时服用降压药

遵医嘱，按时、规律服药，不能自己随意增减剂量或者停药。一定要在医生的指导下根据自己的血压情况进行调整，防止血压波动。

4. 告别传统纸笔形式的血压记录方式

新时代物联网、大数据、移动互联网、智能手机等技术迅速发展。因此，很多健康管理 APP 应运而生，专为高血压患者打造，提供了院外居家血压管理的创新模式。

高血压患者使用带蓝牙功能或者 GPS 功能的电子血压计测量血压后，血压管理 APP 就能够轻松记录患者的血压数据，自动生成每天、每周、每月的血压变化图，一目了然。主管医生根据血压趋势图可以进行远程管理，制定更准确的治疗方案，指导高血压患者更合理地用药。

5. 高血压患者自我管理小组

高血压患者可以成立一个自我管理小组，经常进行一定的活动，交流高血压防治小知识，包括自测血压、调整饮食、适当运动等，为控制高血压增强信心，沟通经验。

（二）血压高了，去哪里看

俗话说“吃五谷，生百病”，一旦发现自己血压升高，心里就开始犯嘀咕：“小医院条件不好，医疗水平不够高；大医院患者多，检查麻烦，花钱多，路途远，人生地不熟。”因此，到哪里去看高血压，不同医疗机构看高血压有多大区别，这些疑惑成了大家在高血压就诊中遇到的一个大问题。

1. 综合性医院看哪些类型的高血压？

综合医院以专科为主，技术实力比较全面，主要负责高危、难治、急诊患者的诊治，但大家前往就诊时往往会有“环境不熟，自己又不懂，找不着方向”的无奈。因此，熟知综合医院的高血压诊疗范围，对大家就诊选择尤为重要。综合医院高血压诊疗内容的重点包括：

（1）规范诊疗：对新发现和既往确诊的高血压患者开展年度风险评估，按照高血压诊疗指南，规范制定个体化、规范化的治疗方案；

（2）负责区域基层高血压防治队伍的同质化培训和技术支持；

（3）保障高血压及相关并发症的急诊绿色通道。

2. 基层医疗卫生机构看哪些类型的高血压？

基层是高血压健康管理的“主战场”，大家就近看病便利，但医疗设备相对不足，医生知识面虽广，但某一方面的专业深度不够。因此，基层医疗卫生机构主要对疾病进行临床初步诊断，内容重点包括：

（1）高血压健康教育；

（2）高血压患者的筛查：通过门诊、义诊、巡诊、健康体检、家庭医生签约履约等多种形式，开展辖区高血压筛查；

（3）高血压患者管理：建立居民健康档案和专病档案，做好信息报告工作。

3. 健康管理机构看哪些类型的高血压？

健康管理机构主要是“治未病”，例如开展健康体检、高血压风险筛查与评估、生活方式干预、健康教育与咨询等工作。通过健康干预与调节，改变不良生活习惯，控制心脑血管疾病的危险因素。

4. 高血压患者复查的注意事项，您都了解吗？

“大夫，我下次什么时候再来找您看病呢？”“我这大老远跑来看病，大夫要给我做点儿啥检查呢？”

这些疑问，都源自对高血压复诊重要性的认知不足。其实，医生对高血压患者长期的健康管理是因人而异的分类管理。下面展示高血压患者健康管理的注意事项。

	血压控制达标、年度风险评估为低危的高血压患者	血压控制未达标、年度风险评估为中危及以上的高血压患者
复诊频率	每 3 个月 1 次，每年至少 4 次	每 2 ~ 4 周复诊 1 次，直至血压达标后，根据情况予以调整
复诊内容	①测量血压 ②接受健康教育和健康生活方式指导 ③服药依从性和疗效 ④测量身高、体重、腰围 ⑤必要的辅助检查：如血常规、血生化、尿生化、心电图等	①测量血压 ②接受健康教育和健康生活方式指导 ③根据情况调整治疗方案 ④危险因素监测 ⑤发现靶器官损害与并存相关疾病

第二章

心血管疾病防治

一、动脉粥样硬化

1. 动脉粥样硬化的危害是什么?

据统计，心血管疾病 80% 是由动脉粥状硬化引起。动脉粥状硬化是指当血管内皮受损，血液内多余的“坏”胆固醇沉积在血管内皮下，使血管形成“粥样斑块”，斑块逐渐变大，引起血管严重狭窄（超过 75% 的狭窄），或斑块破裂出血引起血管堵塞，或血管破裂，产生脑梗死、心肌梗塞、脑出血、动脉夹层等严重病变。

动脉粥状硬化的演变分为五个阶段，其中前三期为无症状期，第四期开始，出现缺血症状，如脑供血不足、心绞痛、间歇性跛行等。第五阶段血管堵塞，引起脑梗死、心肌梗塞。在出现严重病变前，常有 10—30 年以上的无症状演变期，但因没有任何症状，往往不易被发现，或没有引起重视，所以“动脉粥样硬化”常被称为“沉默的杀手”。

2. 动脉粥样硬化的主要危险因素有哪些?

（1）年龄、性别：本病临床上多见于 40 岁以上的中、老年人，49 岁以后进展较快，但在一些青壮年人甚至儿童的尸检中，也曾发现动脉有早期的粥样硬化病变，提示这时病变已开始。近年来，临床发病年龄有年轻化趋势。男性与女性相比，女性的发病率较低，但在更年期后发病率增加。年龄和性别属于不可改变的危险因素。

（2）血脂异常：血脂代谢异常是动脉粥样硬化最重要的危险因素。总胆固醇、甘油三酯、低密度脂蛋白或极低密度脂蛋白增高，相应的载脂蛋白 B 增高；高密度脂蛋白减低，载脂蛋白 A 降低，都被认为是危险因素。此外脂蛋白（a）增高也可能是独立危险因素。

（3）高血压：血压增高与本病关系密切。60%—70% 的冠状动脉粥样硬化患者有高血压，高血压患者患本病较血压正常者高 3—4 倍。收缩压和舒张压增高都与本病密切相关。研究证明，高血压时血流对血管壁的机械性压力和冲击作用，可引起血管内皮的损伤和功能障碍，使内膜对脂质的通透性增加。脂质蛋白渗入内膜、单核细胞黏附并迁入内膜、血小板的黏附以及中膜平滑肌细胞迁入内膜等变化，均可促进动脉粥样硬化的发生。

（4）吸烟：吸烟者与不吸烟者比较，本病的发病率和病死率增高 2—6 倍，且与每日吸烟的支数呈正比。被动吸烟也是危险因素。

（5）其他的危险因素：比如，肥胖；从事体力活动少，脑力活动紧张，经常有工作紧迫感者；西方的饮食方式：常进较高热量、含较多动物性脂肪、胆固醇、糖和盐的食物者；遗传因素：家族中有在年龄 <50 岁时患本病者，其近亲得病的机会比于无这种情况的家族高 5 倍；性情急躁、好胜心和竞争心强、不善于劳逸结合性格者。

二、心脏早搏

1. 什么是心脏早搏？

在医学上，“心悸”的范围很广，任何影响心脏正常跳动的情况都可能出现心悸。其中，心脏早搏是最常见的。

正常心脏的跳动是规律整齐的，我们称为“窦性心律”。如果在整齐跳动的心律中突然插进来 1 次或几次异常的跳动，使心脏跳动不规整了，这种心脏乱跳的情况就是心脏早搏。临床上表现为心脏突然“格登”一下，好像心脏在“晃动”，或感觉心脏停跳一下，可伴随有心悸、难受、头晕、目眩等症状。

2. 心脏早搏的原因是什么呢？

心脏早搏的原因有很多，主要分为两种情况：

第一种情况是心脏本身的疾病，最常见的如各种类型的冠心病、心肌病、心肌炎、心瓣膜病、心衰等等。

第二种情况是心脏本身没毛病，早搏由心脏外的因素引起，最常见的如甲亢、严重炎症、感冒发烧、腹泻脱水、情绪激动、疲劳、失眠，或饮浓茶、咖啡等等。前面讲的突然见到了多年想见的人，也可能出现心脏“格登”一下哟！

3. 心脏早搏的种类有哪些？

心脏的早搏有很多类，根据其来源于心房、心室或房室交界处的不同，分别称为房性早搏、室性早搏及交界性早搏。早搏还有单发、联发，单源、多源，单形、多形等多种形式。如果早搏每分钟发生 5 次以上或 24 小时 Holter（动态心电图）在 500 次以上的，我们称之为“频发早搏”，在这个数字以内的则称之为“偶发早搏”。

不同早搏的危险程度是不同的，处理的方式及用药也有所差别，应听取专科医生的评估意见来选择治疗方案。频发早搏多有较重的症状，医生要进一步查找原因，并针对早搏及具体的病因积极干预；症状轻或无症状的偶发早搏则可以继续观察，暂不治疗。

特别要强调的是，正常人也是可以出现偶发早搏的。因此，不要一见早搏就紧张。

三、诱发心脏病的因素

1. 长期加班熬夜会带来哪些危害？

当今，不少人有长期加班熬夜，或者隐性加班的情况，长期加班、熬夜给心脏带来的危害不容忽视。

（1）压力过大。压力过大或过于持久，可能会出现烦躁、抑郁等心理障碍，并加重心脏负担，增加动脉粥样硬化、心律失常等心血管疾病风险。这是因为在压力之下，身体会产生应激激素以增强抵抗力，这些激素会导致血压升高、心率加快，或者直接引起心脏（如心肌）损伤等，进而影响心脏功能的调节。

（2）焦虑。据调查，34% 的中国人经常焦虑，适度焦虑有益健康，可是一旦过量，就会造成健康危机，如冠心病（增加 26%）、致命性心血管疾病（增加 48%）等。

（3）睡眠不足。长期熬夜会导致睡眠不足，从而引起生物钟紊乱，会对心脏造成不可逆的危害，增加心血管疾病的发生率。

医生表示，夜晚睡着时，心率减慢，有助于减轻心脏负荷。一旦不睡觉，心脏就得加班加点提供支持，同时血压升高，心率加快，严重时甚至可导致心肌缺血缺氧，诱发急性心肌梗死。如果长期熬夜，会导致心脏超负荷运转，导致心脏结构和功能发生改变。

（4）肥胖。如果长时间处于接受信息、“隐形加班”的状态，再加上饮食不规律，很容易导致一系列的“工伤”，比如过劳肥、脱发，但更严重的是加重心脏负担，诱发心脏疾病等。

另外，加班到凌晨后，宵夜可能导致高蛋白质和高脂肪等过量摄入，从而引发如心血管疾病、肠道癌症等，并加重肾脏负担。

（5）久坐。久坐后，不仅会长肥增肉，出现腰酸背痛，还有研究机构表明，坐太久与心脏病风险增加有关。数据显示，每日坐着超过 8 小时以上时，患上心脏病的风险就会增加 12%。而与每天只坐两个半小时的人相比，平均每天坐 12 小时的人有心脏问题的可能性要高 14%。

2. 熬夜加班后出现了“心悸”，如何进行“护心”自我调节？

当不得不面对工作压力时，人们需要学会自我调节，为健康保驾护航。

（1）建立心理防御机制。针对压力源分析压力事件的性质，理性思考并分析问题的来龙去脉，确认个人的处理能力，并积极寻求有助于解决问题的信息和他人帮助，避免自责和退避。

（2）改进和优化生活方式。每天保证 7 ~ 8 小时睡眠，尽量在固定的时间就寝和起床，养成早睡早起和午休的习惯；保持健康饮食，吃饭七八分饱即可，另外要坚持规律运动。

（3）释放压力，学会自我肯定。列出已有的压力及其形成原因，每种压力思考2～3种不同的处理方法，与最信任的朋友或亲人交流从而释放压力，学会积极地看待自己所取得的成就，自我赞美，保持良好的心态和精神状态。

（4）借助训练学习心智放松。心智放松是一种意念放松，常见的有：呼吸法：借助深而长的呼气与吸气，达到放松效果，以腹式呼吸为佳；自生训练：即按照自己的意愿，使身体产生某种生理变化，基本是复述一连串的口语公式，如“我感觉很平静、很轻松、很温暖”等。

四、心律失常

1. 心律失常预防要点有哪些?

心律失常是心脏跳动的频率、节律发生异常，包括心脏激动的起源部位，激动的传导时间，传导顺序的异常等。一般室上性心律失常，如果没有快速心室律，一般来说没有致命性的危害。通常所说的恶性心律失常，主要是室性的快速的对血液动力学有很大影响的心律失常，如室速、室颤等。轻者可引起心慌气短、心烦失眠，重者出现晕厥、猝死等等。预防要点：

（1）定期进行体检，建立系统的健康档案更为重要。

（2）一旦出现心悸、心慌、胸闷、胸前区不适、头晕等感觉立即就医，进行必要的检查。常规12导联心电图及24小时动态心电图记录(Holter记录)，可以反映24小时内生活、工作及症状发作与心律、心率的相关关系。Holter记录能告知最快、最慢及平均心跳次数，有无早搏、传导阻滞或心动过速，是什么类型，发生在什么时候，持续多久，是否有心肌缺血发生。

（3）要积极治疗原有的心脏病，避免或去除各种诱因。

（4）增强体质，劳逸结合，适量活动。

（5）一旦发现有心律失常，必须在医师指导下进行治疗，切忌随便乱服药，或随便增减药物的剂量。

（6）心律失常药物；如一天服 1 次或 3 次，均需平均每 12 小时或 8 小时 1 次，以保证药物持续的稳态浓度。要避免夜间血药浓度降低，而致凌晨出现症状。

2. 出现心律失常开展急救的常识有哪些呢？

（1）普及提高急救意识和能力：一旦他人发生心跳呼吸骤停，应立即使患者躺平（硬板或地板），先在胸骨中段上方拳击 2 ~ 3 次，随即做胸外心脏挤压及人工呼吸。院外及时抢救复苏，可大大降低死亡率，及由于脑缺氧所致的后遗症。

（2）及时处理：一旦发现心律失常患者出现呼吸困难、嘴唇发紫、出汗、四肢发冷等症状时，应该立即给予吸氧，并且氧气的流量需保持在 3—4L/min，同时应立即通知医生，让医生迅速对患者进行诊治。

（3）刺激咽喉法：用手指或压舌板刺激咽喉部，引起恶心、呕吐，可起到终止发作的作用。

（4）压迫颈动脉窦法：病人处于平卧位，家属帮助压迫一侧颈动脉窦（在甲状腺软骨水平，颈动脉搏动处压向颈椎），每次 10—20 秒，无效时换另一侧。压迫时动作宜轻便，不宜用力过猛，同时摸脉搏以监测心率。若发现心率忽然变得规则而正常，应立刻停止压迫。不能两侧伴随压迫，以免引起脑部明显缺血。注意：既往有颈动脉过敏史及脑血管病史者禁用本法。

（5）压迫眼球法：闭眼向下看，用手指在眼眶下压迫眼球上部，先压右眼。伴随搭脉搏数心率，一旦心动过速停止，立刻停止压迫，切勿用力过大。每次 15 秒钟，压迫一侧无效再换对侧，切忌两侧伴随压迫。同时口服一些药物。注意：青光眼、高度近视眼此法禁忌。

五、房　　颤

1. 什么是房颤?

心房颤动简称房颤，是常见的心律失常类型之一，指心房无规律、快速地跳动，心房率达到 350—600 次 / 分 (正常情况下为 60—100 次 / 分)。心脏有两个心房、两个心室，正常的心脏，窦房结 (位置在心房的右上方) 是整个心脏的“指挥部”，它发出“指令”，依次传达给心房、房室结，最后到达心室，指挥整个心脏的跳动。正常心跳时，依次是心房收缩—心室收缩—心房心室一起舒张，完成一次心跳。人们感觉到的心跳通常是心室的收缩。然而，房颤发生的时候，心房不仅不遵从“指挥部”的“指令”，而且还胡乱指挥房室结和心室。心房无规律地颤动，不能正常收缩舒张，尽管此时房室结能过滤一部分错误的“指令”，仍然会导致整个心脏快速、无规律地跳动。

房颤是一种非常常见的心律失常性疾病。并且随着年龄增长，房颤患病率增加。房颤致残率高、致死率高，严重影响患者的健康，一旦出现类似症状，要及时就医，做到早筛查，早诊断，早干预。

2. 房颤的症状及危害有哪些?

房颤的症状因人而异，与发病时患者的心室率、房颤持续时间、心功能、伴随疾病、患者对症状的敏感性等多种因素有关。通常有如下症状：

（1）心悸、胸闷、头晕、乏力：是房颤常见的症状，即感到有心慌、胸口怦怦跳、头晕、没劲儿、易疲劳、运动量降低。

（2）晕厥、黑蒙：患者平时心跳较慢，房颤发作时心跳较快，临床上称之为慢快综合征；另有部分患者平时心跳基本正常，当房颤终止时心脏会停跳几秒，即快慢综合征。二者均可导致晕厥或眼前发黑。

（3）无症状：患者一切如常，除了摸脉搏、测心率发现心跳不齐或者心电图发现有房颤以外，自己浑然不觉，大都是体检时才发现，我们称之为无症状房颤。

房颤的危害包括心慌、气短、胸闷、乏力，明显影响正常工作和生活。房颤会并发血栓和栓塞，导致中风、瘫痪、截肢。对于已有心绞痛的患者，房颤使原有的心绞痛症状加重，长期的房颤会使心脏负担加重，最终发生心力衰竭甚至死亡。

从某种意义上说，无症状性房颤可能比有症状的房颤危害更大，因为没有症状，很多患者不能及时治疗，发生中风或者心衰的可能性比较大。不少患者是脑梗后发现房颤，治疗时留下遗憾。

房颤症状的轻重并不能完全代表房颤的严重程度，症状是主观感受，每个人对于身体不适的感知力及耐受力均不相同。女性及相对年轻的患者容易有症状，而房颤病程较长者、老年患者及糖尿病患者症状往往不明显，但他们反而是房颤并发症的高危患者。专家建议，有房颤疑似症状的患者要及时到专科就诊，明确诊断。体检发现的无症状房颤患者应尽早接受规范抗凝或房颤导管消融治疗，避免出现并发症。

3. 导致房颤的因素有哪些？

（1）房颤风险随年龄升高，65 岁以上人群房颤发病率达 5%，75 岁以上人群发病率可达 10%。

（2）超重者的房颤风险是体重正常者的 1.22 倍，肥胖者则是 1.65 倍。

（3）打呼噜的人中有相当一部分患有该病。患者睡眠质量很差，夜间频繁觉醒，白天昏昏欲睡，房颤风险也明显增高。严重者需要夜间使用小型呼吸机或咽部进行外科手术治疗。

（4）高血压是房颤最重要的病因之一，在诸多心血管疾病的危险因素中，高血压位列首位。

（5）糖尿病可以使房颤风险增加。

（6）吸烟会显著增加心房颤动的风险，现行吸烟者患房颤的风险是不吸烟者的 2 倍。戒烟可以降低房颤风险。

（7）饮酒既可能是心血管的小助手，但更可能是温柔的“杀手”。

（8）某些药物，如腺苷、多巴酚丁胺、依伐布雷定、非甾体抗炎药（如塞来昔布、布洛芬）、大剂量激素、氨茶碱以及双磷酸盐类药物（如阿仑膦酸钠）可以使房颤风险增加。但多数情况下没有必要因为这些风险而停用药物，增减药物请在医师指导下进行。

（9）愤怒、焦虑等情绪不仅可以使健康人的房颤风险增加，还可以使已经患上房颤的人发作更加频繁，甚至与房颤导管消融手术的术后复发也有关系。如果出现了长时间不能缓解的抑郁焦虑情绪或是发现自己无法控制愤怒情绪，请及时到专业门诊就医。

（10）缺乏体育锻炼是多种心血管疾病的帮凶，但体育运动也并非越多越好，高强度的耐力训练可能增加房颤风险，中等强度的训练最适宜。

（11）甲状腺功能亢进患者合并房颤的比例相当惊人，治疗这样的房颤首要任务是控制好甲亢，经过治疗，一半以上的患者可以自行恢复正常的窦性心律。

4. 房颤病人的注意事项有哪些？

（1）关注心脏警示信号。

房颤不一定有症状，但潜在的卒中风险很危险。如果有眩晕、劳累、虚弱、气短、胸痛等症状，有心脏病的患者，尤其当感觉“心脏漏跳了一拍”时，应该及时就医。

（2）糖尿病和高血压是房颤“帮凶”。

房颤患者会增加 5 倍的脑卒中风险，而且 50% 以上患者会致残致死。而糖尿病和高血压还会增加这种风险，因此要控制好血糖和血压。

（3）多吃“养心餐”。

怎样保护心脏？至少餐盘中要有蔬菜水果，脂肪尽量吃含 ω-3 脂肪酸的，瘦肉、豆类也是必需的，尽量选择全谷物代替精米精面。较低精制糖、低盐、低反式脂肪的老生常谈也应该注意。

（4）戒烟。

掐灭烟卷，意味着健康生活。研究已经明确，不论是当前依旧吸烟、之前吸烟还是二手烟，均会增加房颤发生发展的风险。

（5）注意抗凝。

如果患者已经确诊房颤，而且医生建议服用华法林之类的药物以预防卒中，患者应认真服药和做好监测，还要注意在服用华法林时，其他用药和进食的禁忌事项。

（6）小心某些感冒药物。

在一些感冒药等非处方药物中，常含有伪麻黄碱以减轻感冒以及鼻炎等鼻充血症状。而伪麻黄碱具有兴奋作用，会增加房颤发作风险，因此伴有房颤危险因素者以及房颤患者在使用非处方药物时一定要仔细阅读说明书。

（7）不过度饮用咖啡。

虽然，目前对咖啡和房颤发作的关系的研究结果不一致，但是喝太多咖啡就意味着摄入过多咖啡因，还是小心为好。

（8）规律的体育活动。

规律的体育活动可以强心健体，但要注意不要过于剧烈，以防引发房颤。另外，对于经常不运动者准备开始锻炼身体，也要注意循序渐进。

（9）流感疫苗有助降低房颤风险。

季节性流感不仅是呼吸道难受这么简单，流感或与某些患者发生的房颤相关。对于有流感样症状的患者，若心悸或既往卒中，应该考虑房颤问题。高危患者鼓励每年接种流感疫苗。

（10）学会释放压力。

“压力山大”多会触发心律失常，此外还易养成吸烟、酗酒等不良嗜好，而这些行为都会让房颤随之而来。瑜伽、太极拳等运动对心脏有益，甚至会降低一半的房颤发作风险。

5. 房颤该如何治疗？

房颤的治疗方式主要有：（1）室率控制：包括 β 阻滞剂、地高辛、钙拮抗剂或联合治疗控制心室率。（2）节律控制：包括电复律、药物复律、手术消融等。（3）抗凝治疗：若您高龄，或有以下一个疾病（高血压、糖尿病、心力衰竭、心梗或血管疾病、既往脑卒中），推荐进行抗凝治疗，旨在预防卒中、血栓栓塞并发症。目前，用于房颤的抗凝药主要有：华法林、利伐沙班、达比加群。

小贴士：服用华法林需要定期监测 INR，调整剂量，注意饮食的相对稳定性，不能随意大幅度改变饮食，以免因饮食因素而影响华法林的抗凝效果。

一些富含维生素 K 的食物，如菠菜、白菜、胡萝卜、猪肝等，可降低华法林的疗效，这一类食物不要过多食用。

6. 房颤患者对房颤治疗存在哪些误区？

（1）房颤无须早期治疗。房颤的症状虽然可能很轻，但其危害很大，严重的可能导致中风、心力衰竭，甚至死亡。另外，房颤患者往往伴有其他心脏疾病，所以应及早到医院就诊。房颤治疗越早，预后康复越好。如果阵发性房颤已经发展成了持续性房颤，治疗的效果将相应降低。

（2）房颤患者只能选择药物治疗。很多房颤者首先选择药物治疗，常见药物有可达龙、心律平、莫雷西嗪、倍他乐克等，这些药物对房颤都有一定的治疗效果。但经长期观察，这些作用都是暂时的，达不到根治目的，副作用多，近几年导管射频消融和冷冻消融手术为房颤的治疗带来了光明的前景。

六、心脏病识别和应对

1. 心脏病发作如何识别？

心脏病有很多种，发作时的表现也是各种各样的。最常见、最可能危及生命的就是心绞痛与急性心肌梗死，若不能及时识别、有效处置，有可能导致猝死等严重后果。所以，人们都要掌握一些心脏病急救的常识。

一般而言，心绞痛主要表现为胸前部阵发性、压榨性疼痛，也可为闷痛或胸部紧缩感，一些人可伴有大汗，有人还会有濒死感。疼痛常位于胸骨后部，可以放射至心前区与左臂或左肩。少数人表现为后背疼痛，甚至上腹痛、牙痛、喉咙痛等。心绞痛发作时胸痛范围往往较大，患者常叙述为“这一块儿”或“这一片”疼痛，而不是某一个具体的点位。针刺样疼痛一般不是心绞痛的表现。老年人或糖尿病患者发生心绞痛时常常症状不典型，仅仅表现为胸闷或轻度不适。常发生于劳累或情绪激动时，也可发生在饱食、受寒、冷风吹等情况下。每次发作持续 3 ~ 5 分钟，一般不超过 15 分钟（如果因为心肌缺血所致的胸痛超过 15 分钟，提示有可能发生了心肌梗死）。发作频度因病情不同而有很大差异，有人一天发作数次，也有人数月发作一次，经过休息或服用硝酸甘油后症状常能缓解。

如果胸痛的同时出现全身衰弱、呼吸困难、严重喘憋、血压下降、意识不清等表现，往往提示病情严重，要更加重视并及时就医。

需要注意的是，心脏下壁缺血时可以表现为上腹部疼痛，所以腹痛不要轻易忽视，在劳累或情绪激动后出现上腹痛，要及时检查心电图。

除了心肌缺血、心绞痛外，主动脉夹层、食道破裂、自发性气胸、肺梗死等均可表现为突发胸痛，这些也都是很严重的疾病，需要及时救治。

2. 心脏病发作怎么办？

只要有上述表现，首先要做的是就地休息。如果是在运动（例如跑步、游泳、骑行）或者驾驶过程中出现上述症状，要就近转移到安全的场所休息，然后迅速呼叫 120，尽快到医院就诊。“时间就是心肌，时间就是生命”，切不可拖延时间，贻误最佳治疗时机。在等待急救人员的同时，如果胸痛持续存在，可以舌下含服一片硝酸甘油，若无缓解隔 5 分钟后可以再含服一片。很多家庭备有硝酸甘油，但是硝酸甘油是有有效期的，药物过期后疗效会显著降低，因此要经常检查硝酸甘油是否在有效期内，过期药品要及时更换，以免延误病情。

心脏病发作时切不可自行驾车去医院，这样做有可能因为病情加重导致严重交通意外。还有一个重要问题，希望每个人都要学习心肺复苏技术，家里有心脏病的人更应学习，关键时候能救命！

3. 心脏疾病的早期风险和高危因素有哪些？

心脏疾病是一种常见的疾病，它会影响人们的生活质量和寿命。然而，许多人并不知道自己是否患有心脏疾病，因为可能没有任何症状。尤其是心脏疾病的致命因素——心梗，主要发生在普通人群和高危因素人群，并非如大家认为的心脏疾病人群，大部分病人平时无症状，而发作时很突然。

心脏疾病早期风险和高危因素包括以下几个方面：

（1）高血压：长期高血压会导致心脏负荷过重，增加心脏疾病的风险。

（2）高血脂：血液中的胆固醇和甘油三酯过高会导致动脉硬化，增加心脏疾病的风险。

（3）糖尿病：糖尿病会损害血管内皮细胞，导致动脉硬化和心脏疾病的风险增加。

（4）吸烟：吸烟会导致血管收缩，增加心脏疾病的风险。

（5）缺乏运动：长期缺乏运动会导致肥胖、高血压、高血脂等心脏疾病的风险增加。

（6）高度紧张、焦虑或压力过大：长期的心理压力会导致心脏疾病的风险增加。

（7）饮食不健康：高盐、高脂、高糖等不健康的饮食习惯会导致心脏疾病的风险增加。

（8）遗传因素：家族中有心脏疾病史的人群，心脏疾病的风险也会增加。

了解这些早期风险因素，可以帮助大家及早采取预防措施，降低心脏疾病的发生风险。

4. 如何避免心脏早期风险呢？

（1）健康饮食：保持均衡的饮食，减少高盐、高脂、高糖等不健康食物的摄入。

（2）健康生活方式：保持适量的运动，戒烟限酒，保持健康的体重。

（3）控制血压和血脂：定期检查血压和血脂，如有异常应及时治疗。

（4）控制血糖：糖尿病患者应定期检查血糖，保持血糖稳定。

（5）减少压力：学会放松，避免过度紧张和焦虑。

（6）避免不良习惯：避免吸烟、饮酒过量等不良习惯。

（7）心脏早期筛查：定期进行心脏检查，及早发现心脏问题。

避免心脏早期风险的关键是保持健康的生活方式，注意饮食和运动，定期检查身体健康状况，及早发现和治疗心脏问题。

这里要特别说明的是：一定要重视心脏风险的早期筛查。这是一项专业、重要且并不复杂的测试，可以检测心脏疾病的早期迹象。这些测试可能包括血压测试、心电图、胸部 X 光、心脏超声和血液测试。这些测试可以帮助医生确定是否存在心脏疾病的风险因素，如高血压、高胆固醇和糖尿病等。

5. 心脏风险早期筛查适合的人群有哪些？

心脏风险早期筛查适合的人群包括：

（1）有心脏病家族史的人群；

（2）年龄在 40 岁以上的人群；

（3）有高血压、高血脂、糖尿病等慢性疾病的人群；

（4）过度肥胖或长期缺乏运动的人群；

（5）吸烟或长期暴露于二手烟的人群；

（6）有心脏症状或心脏疾病的人群；

（7）高度紧张、焦虑或压力过大的人群。

如果已经进行了心脏风险早期筛查，并且发现了心脏疾病的风险隐患，那么可以采取一些措施来减少风险。例如，改变不健康的生活方式，如戒烟、减少饮酒、改善饮食和增加运动量。此外，医生可能会建议您采取药物治疗或其他治疗措施来控制风险因素。

早预防、早筛查、早治疗是提升全民健康的重要途径。预防胜于治疗，及早发现和治疗心脏疾病可以避免后期更为严重的心脏问题以及难以挽回的损失。建议高危因素人群每年进行一次心脏早期风险筛查，及早发现可能存在的心脏病风险因素，采取相应的预防措施，保护自己的心脏健康。

6. 心脏病发作前的 7 大征兆是什么？

在大多数人的观念中，心脏病总是无征兆地突然发作，往往令人防不胜防。其实你知道吗，心脏病发作前是有“信号”提示的。下面归纳出七个心脏病发作前的危险信号，大家有必要了解一下，说不定对自己或身边的人会有所帮助。

（1）肩膀、脖子、下巴或手臂疼痛。

胸部疼痛是最为常见也是人所共知的心脏病现象之一，也正因为此，人们容易忽略掉其他类似信息：比如肩膀、脖子等处的疼痛。事实上，身体会将心脏引起的疼痛信号通过神经上下传递至脊髓周遭，而辐射范围就包括颈椎附近。因此，心脏出问题后，脖子、下巴甚至连耳朵都可能感觉疼痛。这种痛感可能很锐利，但也可能只是隐隐作痛，以至于你以为它只是简单的肌肉拉伤。在死于心脏病的患者中，有超过50%的人首次受到心脏疾病袭击的感觉就是上述症状。而事实上，清楚地了解这些疼痛感正是得到快速医治的关键，遗憾的是，人们还很难将肩膀疼与心脏疾病联系一起。

主要特点：这些小地方的疼痛很容易被患者忽视，不过并不是无迹可寻。比如，当你有一天发现脖子有点疼，然后到了第二天就不疼了，可到了第三天耳朵或者下巴却又开始疼痛起来，那么这也就意味着你的心脏动脉可能有问题了。

应对：如果持续疼了几天都没好，那么可以放心地去吃止痛药；可如果疼痛部位上下转移了，那就得去医院了。

（2）焦虑，失眠。

这两个现象表明你已经到了心脏供氧不足的阶段。事实上，通过多项调查研究发现，患有心脏病的人在回顾病情时都会提到自己在确认前几个月突然感觉极度的焦虑，并且经常性失眠。一旦感觉到上述症状，就是身体在通知你，该去医院检查了。

主要特点：从未失眠的你在没有经历任何难忘的或者刺激的事情时突然失眠，那么你需要注意了。失眠并不只是一直睡不着，也可能是在半夜毫无征兆地惊醒过来。此外，在半夜思维活跃或者出现无法解释的恐惧感也一样是在提醒你心脏出现问题了。

应对：问问自己，焦虑感是否是因为最近工作的压力或者生活上的不顺心。如果排除了这些，那么就需要去医院检查你的心脏了。

（3）极度疲劳。

如果有持续几天、几周甚至几月的压倒性疲劳感，这宣告着你的心脏出了问题。当然，你会说感冒了也会感觉疲劳，但持续性的疲劳感可不是简简单单的病毒引起的。根据美国国家健康研究机构的报告，超过70%的女性在确认患有心脏疾病之前的几周时会感觉极度的疲劳。

主要特点：疲劳是突如其来的，并没有剧烈运动、缺少睡眠或者生病等诱因。通常，你与往常一样迎来新的一天，但很快你就会陷入极度的疲劳里，到了下午你就会完全提不起精神。此外，沉重的四肢也是另外一个信号。

应对：赶紧去医院检查吧。

（4）恶心，胃痛，消化不良。

如果你在没有任何明显缘由的情况下有了这些反应，那么极有可能是心血管出了问题，从而引发的肠胃不适。在一些人会认为这是小问题，去诊所随便吃点胃药，女性最为常见。

主要特点：当出现了上述症状，及时休息能帮你缓解不适。如果是心脏病的征兆，这些症状不会持续很长时间，但会一直反反复复。因此，一旦吃了过去习惯性服用的抗酸药、止呕药等后，很快又复发了，那么就要考虑心脏的问题了。

应对：用几天来观察这些症状，健康饮食，从而确定不是胃病或食物问题。如果症状仍然存在，那么请到医院进行专业的胃肠道检查，别忘了提醒医生考虑到心脏方面的问题。

（5）心跳加剧，猛烈或者不规律。

突然或者无缘由的心跳加剧、不规律的心跳，都是在心脏病发作前几周或者一两个月提醒你：你要注意了。如果只是心律不齐，并没有伴随着心跳的加快，那么情况还稍微好一些，可一旦心跳不规律的同时还伴随着每分钟心跳的加快，那么身体已经明确地指示，你该立刻去医院了。尤其是在运动之后，一旦发生室性心动过速，则极有可能在短时间内突然死亡。因此一定要在最短的时间内寻求帮助。

主要特点：通常没有明显的诱因能够导致突然心跳加速并心律不齐，有一种心室性心动过速是因激烈运动造成的。当这些现象持续 1 到 2 分钟后，头晕无力也随之而来。

应对：立即求医。

（6）不寻常的过度出汗。

当你在一段时间里并没有进行运动却突然出汗，那么这常常是心脏疾病发作前的一个信号。对女性而言，感觉上更像是更年期里的潮热或者盗汗。根据芝加哥大学的研究，在心脏病发作前，身体上如颈子、后背、头皮、手心或者脚掌都会大量出汗。

主要特点：类似感冒的症状，却并非感冒引起，通常会持续超过一周，或者在很长一段时间反反复复，这些便是心脏出现问题的征兆。

应对：确定自己是不是感冒了，如果没有，赶紧去医院检查。

（7）呼吸困难，头晕，难以深呼吸。

最新研究指出，心脏病并非来得悄无声息，当感觉难以深呼吸的时候，不要只以为是肺出问题了，同样可能是由于心脏虚弱而导致血液里氧过少的结果。官方认为呼吸困难、短促通常都是系列心脏疾病的第一征兆。在哈佛的一项研究中，40% 的女性心脏病患者在被确诊之前的 6 个月都有呼吸短促等现象。

主要特点：感觉像在高海拔地区一样无法吸进更多的氧气，感觉头很轻，甚至晕眩。持续性的哮喘或者肺部不适也同样可以让你怀疑是否是心脏的问题。

应对：呼吸急促既可能是肺部的问题也可能是心脏的问题，及早检查才是上策。

七、冠心病

1. 什么是冠心病？

冠心病，全称为冠状动脉粥样硬化性心脏病，其发病主要是由于为心脏供血的冠状动脉变得狭窄，引起心脏缺血，从而产生一系列症状。常常有患者根据一份心电图的结果提示心肌缺血就开始焦虑自己得了冠心病，需要注意的是，并不是心肌缺血就等于冠心病。心肌缺血包括冠心病，但还有其他原因所致的心肌缺血。

许多患者感受到自己有胸闷、胸痛的症状时，就会问医生自己是否有冠心病。其实引起胸痛的疾病有几十上百种，并不全都是冠心病。在就诊时，医生一般会结合年龄、疼痛的性质（刺痛、撕裂样痛、石头压着样痛等）、阵发性还是持续性（疼痛是一阵一阵还是一直都痛）、疼痛持续时间、有无高血压、糖尿病、高血脂等综合判断，然后完善心脏的常规检查后，如果怀疑冠心病可能会建议做冠状动脉 CT 血管成像，甚至直接会建议住院，进一步完善冠状动脉造影，以确诊冠心病，并指导治疗。

确诊冠心病后，根据冠状动脉造影显示的血管狭窄程度，可手术治疗，也可给予药物治疗进行二级预防（即预防冠心病的进一步进展）。相关的药物需长期服用，以改善预后效果，切勿擅自停药。若出现明显副反应，则需在医生指导下调整用药。

2. 心血管堵塞到什么程度才算冠心病？

有些人说是超过 50% 就算冠心病，有些说 50%—70%，有些说超过 70% 以上才算。其实，这都不对！

正常情况下，冠状动脉是具有一定储备功能的。在心脏负荷增加（运动、体力活动、心率加快）、心肌需氧量增加时，正常的冠状动脉可以通过扩张来满足心肌的血液供应。即使冠状动脉有轻度狭窄时，这种代偿能力也还能满足负荷增加的需要。而当冠状动脉狭窄到 50%（血管面积减少 75%）以上时，冠状动脉的代偿能力就不足以满足人体活动时需要的血液供应了，就会在人体活动量增加、心率增快时出现供血不足——心肌缺血。所以，一般认为冠状动脉狭窄超过 50% 以上时才有临床意义。

但是有一些情况是例外，冠状动脉强烈收缩，同样可以引起心肌缺血、心绞痛，甚至引发急性心肌梗死；这种痉挛可以发生在有病变的冠状动脉，也可以发生在造影正常的冠状动脉，多数是前者，而冠状动脉的狭窄不一定很严重。冠状动脉狭窄虽然不那么严重，但是冠脉里的动脉粥样硬化斑块不稳定，这样就可能在外界因素的影响下发生斑块破裂、血栓形成，也会引起冠心病的急性事件。冠状动脉微血管病变，就是冠脉造影显示心脏表面的冠状动脉是正常的，但病人有心绞痛的症状和心电图（动态心电图、运动负荷试验、心肌灌注显像等）的心肌缺血表现。旧称“心脏 X 综合征”，一部分专业书籍把它也归于冠心病诊断。

除此之外，冠心病还有临床诊断标准，临床对于冠心病的诊断主要是依据患者的临床表现和心电图等改变，包括动态心电图、运动负荷试验如次极量运动试验、运动核素心肌灌注显像、心脏超声负荷试验等，这些检查项目各有诊断标准。根据冠心病的诊断标准，临床诊断冠心病，可以有冠脉造影的检查诊断，也可以不依赖于冠脉造影检查。

综上所述，冠心病不仅仅是冠状动脉堵塞 50% 才被称作冠心病。

八、心肌梗死

1. 什么是心肌梗死？

心肌梗死是冠心病的严重类型，指冠状动脉供血急剧减少或者中断，使相应的心肌严重而持久地缺血导致心肌坏死。临床表现为持久地胸骨后疼痛、心肌酶增高、心电图进行性改变，但心梗的症状有时候不一定表现在胸口处，还可能在其他部位出现症状，我们称之为心梗的不典型症状。

（1）牙齿疼痛或下颌不适。

在没有牙周炎疾病或刺激的情况下，出现牙齿疼痛，也不红不肿，伴有胸闷、憋气、心慌等症状时，应该考虑是否发生了心梗。心梗疼痛有时会引起咽喉部阻塞感，如果感觉喉咙被什么东西堵住，伴有大汗淋漓、呼吸不畅，而且之前也没有上呼吸道感染病史时，就要警惕是否为心肌梗塞。如果出现这些症状千万不要误认为是呼吸道感染疾病。

（2）上腹痛。

一些患者出现上腹痛，认为是胃肠道出了问题，很有可能认为是急性胃炎、胆囊炎或胰腺炎等。出现上腹疼痛这种症状，应注意观察是否还有其他的表现。若是在疼痛的时候还伴有胸闷、大汗、呕吐甚至晕厥时就要引起注意了，最好及时到医院检查并说明情况。

（3）肩部疼痛。

临床中见到某患者主诉“肩膀疼了好几天，按摩没效果，到医院检查才知道这竟是心梗的提示”。所以，肩部出现疼痛，部分患者会误认为是肩周炎。左肩是心脏的放射点之一，但是有时候因为定位不精确，也有可能出现左臂或是左前臂疼痛，尤其是在合并有高血压、冠心病、糖尿病等危险因素的情况下更要警惕心肌梗塞的发生。

急性心梗并非“一梗就死”，从血管血栓形成到心肌完全坏死大约需要6—12小时，在这段时间内，如果能尽快疏通闭塞的血管，就有可能挽救部分尚未坏死的心肌而使病人得到初期有效的救治。因此，当心梗发作时，时间就是生命，时间就是心肌，应尽快到医院进行救治。

2. 年轻人预防急性心肌梗死如何做呢?

近些年，青年人心肌梗死率处于上升趋势，在预防年轻人心肌梗死方面，我们应该怎么做呢？以下几点希望能给大家带来帮助：

（1）心态平和。

年轻人，工作正处于爬坡的阶段，压力非常大，情绪也紧张焦虑，压力无法释放，这在很大程度上也是诱发心肌梗死的重要原因。所以在工作当中，过分地对自己高标准、严要求，一方面能把事业做得更好，另一方面也给自己的健康埋下了不良的伏笔。所以，平时生活要有规律，早睡早起，避免熬夜工作，避免精神紧张、大喜大悲，保持心态平和。

（2）适度锻炼。

我们提倡有氧运动，每次30分钟以上，每周至少三至五次，有利于保持正常体重、增强心肺功能、增加心肌供血及冠状动脉侧支循环的建立。需要强调的是，一定要选择适合个人的运动方式，并避免过度锻炼。

（3）合理饮食、控制体重。

膳食方面应以富有营养的清淡饮食为主，应三低一高（低脂、低热量、低盐、高纤维素和维生素）。做到按时进餐、饮食有节，避免暴饮暴食，适时补充水分。食物烹调应以蒸、煮和凉拌为主，尽量不用煎、炸、炒，可以避免血液黏度增加及血栓形成。

饮食在总量上要有一定控制，盐的摄入要适当，钙的摄入应酌情增加。每日热量的摄入因劳动强度而异，对从事脑力或轻体力劳动的成人而言，每日热量需2000千卡，一般需要：每日蔬菜和水果1 kg左右、主食(粗杂粮)<250 g、豆制品<100 g、脱脂牛奶<250 g、油<25克和盐<6克，饮白酒者每日应少于100 ml。每周1 kg鱼类（清蒸），血液尿酸高者除外。每月1 kg其他肉蛋类。

（4）戒烟戒酒。

吸烟可加速动脉粥样硬化的发生和发展，大约 90% 以上的青年心肌梗死患者都是大量吸烟者，烟草中的有害物质会使凝血活性增强，诱发冠状动脉痉挛，应强调戒烟。

（5）定期体检。

定期体检，监测好自己的血压、心率，可助患者早期发现、早期预防、早期治疗，从而降低心脑血管疾病的患病概率。可有效减少心脑血管疾病的急性事件，对防范中风、心梗、脑梗等大有裨益。

（6）及时就医。

急性心肌梗死半数以上的病人发病前无任何先兆，半数患者发病前没有任何高血压、高血脂、糖尿病、吸烟等危险因素，如果突然出现胸痛、胸闷（疼痛多表现为压榨性、紧缩样、压迫感），坐立不安，出大汗，恶心呕吐，应考虑急性心肌梗死的可能，要立即到医院治疗。

心梗是一种患者自己无法处理而且死亡率很高的危重病，所以一定要做好前期预防，真正做到早预防、早治疗、早康复。

3. 如何使用硝酸甘油？

几乎所有人都知道硝酸甘油，这是治疗心绞痛最常用的药物。如果发生胸痛并且疑似心绞痛，应该立即舌下含服 1 片硝酸甘油，过 5 分钟后若不缓解可以再含 1 片，若仍不缓解还可以含第 3 片。倘若仍不缓解，则不要犹豫不要等，马上去医院！持续不能缓解的胸痛绝对不能轻视，绝对不能拖延！

（1）硝酸甘油只能放在舌头下面含化，不要吞服，否则会使疗效大打折扣。

（2）含硝酸甘油时最好坐着用药，因为一些人用药后血压会下降，容易跌倒。

（3）一些人（特别是以前没有用过硝酸甘油的人）用药后会出现头晕、头痛、脸红等症状，没关系，这说明你用的是真药。症状严重者可以含半片。

（4）硝酸甘油可以预防心绞痛发作。在运动前或大便前（或者其他可能引起心绞痛发作的情形）可以先含一片，这样可以避免心绞痛的发生。

（5）大量喝酒后不要含硝酸甘油，以免引起低血压。

（6）吃伟哥后千万别用硝酸甘油，后果严重。

（7）青光眼病人一定不要用硝酸甘油。

（8）血压低的人（血压低于 90/60 mmHg）不要用硝酸甘油。

（9）一定不要用过期药。硝酸甘油是救命药，用过期药会导致严重后果。说明书上标明有效期1—3年不等，那是指没开瓶、密封、避光保存时的有效期。打开包装后，最好在 3—6 个月后就更换一次，以免疗效减弱。

（10）质量好的硝酸甘油放在舌头下面会立即融化，如果含药后感觉像含着面包渣或饼干渣，应赶紧扔掉，重新购药。

4. 得了心梗还能恢复工作吗？

大约 80% ~ 90% 的心梗患者在出院后 2 ~ 3 个月可以恢复工作。心梗患者是否可以恢复工作取决于两个方面，一是心脏受损及恢复的程度，二是工作时所需要的体力程度。心梗患者恢复工作前可以进行心肺运动试验测试，判断患者的心脏功能恢复状态，确定患者的工作体力强度以目前心脏功能状态是否允许完成为依据，帮助患者制定科学的运动处方，更好地恢复生活和工作。不建议心梗患者长期从事重体力强度工作，以防止心功能受损，具体情况需要向心脏康复医生咨询。

5. 心肌缺血、冠心病、心肌梗死，你分清楚了吗？

许多患者往往分不清心肌缺血、冠心病、心肌梗死这三个概念。心肌缺血包括了冠心病和心肌梗死，而心肌梗死则是由冠心病进一步发展而来的。

心肌缺血是指心脏供血不足，引起心肌细胞缺血、缺氧。引起心肌缺血的原因有很多，冠心病是其中的一种，所以，心肌缺血并不意味着就是冠心病。临床上，医生往往根据症状或心电图判断心肌缺血，这时需要进一步检查明确病因，才能更好地对症下药。举个例子，地里面的青菜枯萎了，可能是太阳太大，可能是水浇少了，也可能是肥料不够，原因很多，如果不找到原因，盲目处理是没办法改善症状的，时间拖得越久，青菜只会更枯萎。

冠心病是指给心脏供血的冠状动脉发生了狭窄，且狭窄程度在 50% 以上（即血管被堵了一半）。同样，以上面青菜为例，冠状动脉就好比浇水时的水管，水管长期使用，被铁锈堵塞了 50% 以上，那么浇的水相比正常情况下就变少了，青菜就会出现枯萎，即心肌就会缺血，就会出现冠心病的心绞痛症状（不通则痛）。

心肌梗死是指冠状动脉发生急性阻塞，引起心肌细胞缺血坏死，严重时可危及生命。以青菜为例，给青菜浇水的水管由于长期使用生锈造成水管堵死了或者是被水里面的杂物堵死了，进而引起停水，青菜未能及时获得水分，导致枯萎而死。

由此可见，冠心病是引起心肌缺血的众多原因中的一种，冠心病如果不及时治疗，后期可能会发展至心肌梗死，甚至危及生命。

九、心力衰竭

1. 什么是心力衰竭？怎样判断心衰的程度？

心脏实际是一个收集和排出血液的“水泵”，也像一个发动机，推动着血液在血管里运转，然后输送至全身。当心脏负荷加重或心脏肌肉损伤时，心脏泵血功能降低，输出的血量不能满足器官及组织的需要，同时器官及组织中的血液也不能顺利地回流到心脏，我们称这种状态为心力衰竭，简称心衰。心衰可产生一系列缺氧和淤血的表现，可能会出现气短、浮肿、咳嗽咳痰、厌食腹胀、乏力疲倦等症状。了解心功能分级的方式可以更准确地认识自身的心功能状态。常用的心功能分级方式是纽约心功能分级：I 级，可以做一些日常活动，不会出现不适症状；II 级，一般活动下可出现心衰症状；III 级，体力活动明显受限；IV 级，休息时也会有心衰症状。

2. 为什么会心力衰竭？心衰可以预防吗？

心力衰竭是各种心脏疾病的严重和终末阶段。目前导致我国心力衰竭病症发生的第一位病因是冠心病，其次为高血压。如果已经患有冠心病，一定要在早期积极治疗，不要让心肌长期缺血，避免最终发展为心力衰竭；高血压患者，一定要规律口服降压药物，将血压控制在正常范围，避免心脏因承受过重的负担而导致心力衰竭。除此之外，瓣膜病、先天性心脏病、贫血、甲亢等疾病，也有进展为心衰的可能，需要积极治疗，避免心衰发生。感染、情绪激动、过度疲劳、暴饮暴食、心律失常、治疗不当是常见的使心衰发作或加重的原因，如果已经确诊为心衰，在日常生活中一定要控制情绪、不要感冒、不要劳累，避免心衰加重。

3. 心衰如何治疗？

心衰的治疗包括药物治疗与非药物治疗。目前，明确推荐治疗射血分数降低心衰的药物包括 ACEI/ARB/ARNI+β 受体阻滞剂 + 醛固酮受体拮抗剂的改善心衰患者长期预后的心衰金三角治疗和利尿剂、地高辛等改善心衰症状的用药。经优化药物治疗 3 ~ 6 个月后患者的心功能仍为 II–IV 级，且 LVEF 小于等于 35%，需要考虑加用非药物治疗（心脏再同步化治疗或置入式心脏转复除颤器）。我们的心脏就好比一匹马，心脏泵血时所承受的前、后负荷就好比是这匹马所拉的货物。而心衰就好比一匹已经患病的马拉着货物上山，会出现力不从心、气喘吁吁的症状。ACEI/ARB/ARNI 通过抑制 RAAS 系统激活，改善心肌重构，作用好比让马的心脏更强壮。β 受体阻滞剂可抑制交感神经系统过度兴奋，作用好比让马走慢些。地高辛可增强心肌收缩力，作用好比给马抽上几鞭子。利尿剂可以减轻肺淤血、腹水、外周水肿等，作用好比卸下一些货物。

4. 心力衰竭患者日常应该注意什么？

心衰患者饮食护理中宜给适量维生素、适量蛋白及高维生素、易消化少量多餐，避免刺激性食物，且注意低盐饮食。对于心功能 III–IV 级，或有症状、存在水钠潴留现象的患者实施限盐饮食：轻度心衰患者应控制在每天 2 ~ 3 克，中至重度心衰患者应小于每天 2 克。心衰患者应避免高盐食品，比如酱菜、腌肉等。在烹饪中养成使用盐匙的习惯，有利于控制、调节自身的钠盐摄入量。

心衰会导致身体内的水钠潴留。心衰患者可以准备一个有刻度的水杯和一个量杯，精确计量每天摄入的液体量和排出的水分（主要是尿量）。心衰患者每天喝水一般宜少于 1500 ml（约 3 个矿泉水瓶的量），不应超过 2000

ml。在治疗初期，应监测尿量，可以早上 8 点开始，用量杯测量每次尿量，记下数值，计算 24 小时的总和，就是一天的液体排出量。

心衰症状缓解后，患者也可以适度做一些有氧运动，减少静坐，做一些力所能及的家居活动，像整理床铺、拖地等，可以帮助患者受伤的心脏康复。每天 17—19 时是一天中最适合运动的时段，建议患者每天运动 30 ~ 60 分钟，每周 3 ~ 5 次，如散步、太极拳、广场舞等，但要避免剧烈运动。

5. 心脏病患者日常生活中有哪些注意事项?

每天按时按量服用药物，养成测量血压、脉搏、体重的习惯，并做好记录，可以直观有效地观察和了解病情的细微变化。睡眠对于调整和保持身心的安定状态是十分重要的，睡眠不足会使交感神经兴奋，血压和脉搏升高，增加心脏负担。在日常生活中，需注意的是吃饭、饮酒、运动、洗澡、用力憋气排便和憋尿等行为动作都会增加心脏负担，引起心脏病发作。因此，尽量注意在一个行为动作完成后适当休息，再进行另一个行为动作。此外，心脏病经常会突然发作，患者平时要注意随身携带医疗保险卡和服用的药物等。胸痛发作的时候，可以尝试舌下含服硝酸甘油，1 次 1 片，注意观察反应，如未缓解应立即呼叫救护车。具体的急救措施应该向自己的主治医生询问清楚。

十、急性胸痛

1. 什么是急性致命性胸痛?

急性胸痛是急诊科常见的就诊症状，包括：急性冠脉综合征（ACS）、肺栓塞、主动脉夹层、张力性气胸。

（1）急性冠脉综合征（ACS）。发作性胸部闷痛、压迫感或憋闷感，向上肢、后背部或颈部放射，劳累及情绪激动后诱发，持续数分钟至数十分钟，休息或含服硝酸甘油可缓解，应高度怀疑 ACS。尤其是既往高血压、糖尿病、高血脂、吸烟、冠心病家族史的患者。如持续时间超过20分钟未缓解，需考虑心肌梗死的可能性。

（2）肺栓塞。胸痛伴活动后气短或咯血，休息后缓解，需考虑肺栓塞的可能。尤其是具有长途飞行史、下肢静脉炎、骨折、卧床、服用避孕药病史的患者。

（3）主动脉夹层及大血管疾病。持续性剧烈撕裂样胸痛，伴后背部疼痛，血压明显升高者，考虑主动脉夹层或其他大血管疾病的可能，尤其是具有大血管疾病家族史的患者。

（4）张力性气胸。以突发针刺样或刀割样胸痛、呼吸困难和刺激性咳嗽为多见，亦可有表情紧张、烦躁不安、发绀、冷汗、脉速，甚至呼吸衰竭、意识丧失等严重表现。

2. 日常生活中，发生急性胸痛应该怎么办？

（1）立即拨打120急救电话；

（2）避免发作诱因：剧烈活动、遇寒、情绪激动；

（3）如发生了确定的缺血性胸痛，原地停止一切活动；

（4）如果发现旁人倒地，切勿搬动，如有条件可测量血压、脉搏等，必要时可原地科学服药（如硝酸甘油）及呼救，如有条件可吸入氧气；

（5）就近前往有救治能力的具有胸痛中心的医院，医生将会根据症状进行及时诊断。目前我国许多医院都建立了针对胸痛诊疗的24小时绿色通道，一年365天、每天24小时“全天候”的救治队伍，可在患者到达医院时尽早开始再灌注等有效治疗。

（6）对于中老年人来说，发生急性心梗如果没有得到及时救助，死亡率约为30%；而在这30%死亡的人中，有70%还没到医院就已经死亡。

3. 如何预防急性胸痛类疾病发生？

（1）平时要注意体检和生活方面的细节，年龄超过30岁的每年进行体检，特别是心电图、血脂、血糖、血压等指标，早期发现就能早治疗，避免引发严重疾病。如高血压、高血脂、糖尿病患者易导致动脉粥样硬化，可以引起冠心病，表现为急性心肌梗死、心绞痛、猝死等。心电图检查也能发现早期无症状的心肌缺血，进一步检查可发现一些潜在的心脏疾病。

（2）避免熬夜，注意劳逸结合、量力而行。适当运动必不可少，游泳、骑车、跑步，甚至散步都可以达到锻炼的目的。

（3）都市上班族因为工作紧张、压力过大，有人经常焦虑，所以要注意保持心情开朗，多参加社会活动。

（4）少吃快餐和脂肪、糖分高的食物，只吃八分饱最好。

（5）戒烟限酒。

十一、心脏康复

1. 心脏康复的处方有哪些？

心脏康复是为改善因心脏病引起的心脏和全身功能低下、预防心脏病再发、降低死亡率、改善生活质量而进行的系统性治疗。心脏康复的五大处方包括：药物处方、运动处方、营养处方、戒烟处方以及心理处方和睡眠管理。（1）按照医生嘱托服用药物是非常重要的，药物的增加或减少需要得到主治医生的同意；（2）运动可以帮助心脏病患者恢复体力，按照医生的建议在家中逐渐增加运动量；（3）饮食疗法的重点不仅是控制总热量摄入，还需要调整好碳水化合物、蛋白质、脂肪的平衡摄入，注意低盐低脂、高纤维饮食，不要过多食用甜食，适量饮酒；（4）保持心情舒畅，多与家人、朋友沟通交流，对于疾病的困扰及时求助医生；（5）为了避免再受疾病困扰，控制血压、血脂、血糖及戒烟、减轻体重、保持充足睡眠等都十分关键。

2. 心脏支架之后可以运动吗？

心脏支架患者可以适当运动，有助于提高心肺和肌肉能力，减少因心脏病引起的住院次数，改善高血压、高血糖、脂质代谢异常、肥胖等危险因素，提高生活质量。但是心脏病患者的运动，并不是运动强度越大效果越好，强度过大，会增加心脏负荷，不仅降低运动效果，而且容易加重病情。适宜的运动强度为：运动时可以和旁边的人流畅交流；温度适宜的情况下微微出汗；每分钟心跳与安静时相比增加不超过 20 ~ 30 次 / 分，可以使用心率手环进行监测；最科学的方法为进行心肺运动检查，根据测试结果制定运动强度。运动形式最好选择有氧运动，即步行、游泳、骑自行车等，完整的运动过程应包括热身时间（5 ~ 10 分钟）、运动时间（30 ~ 40 分钟，根据具体情况调整）、放松整理时间（5 ~ 10 分钟）。心脏病患者运动前最好咨询心脏康复医生，保证运动安全且有效。

第三章

脑血管疾病防治

在我国，脑卒中是居民第一位死亡原因，也是成年人残疾的首位病因，给家庭和社会带来沉重负担。脑卒中可防可治，提高脑卒中知晓率、改变不良生活方式、及早筛查危险因素并加以针对性控制等措施，可以显著降低脑卒中的发生和危害。

一、脑卒中的基本概念

1. 什么是脑卒中?

脑卒中广义上指血供异常所引起的任何脑组织损伤。脑卒中引起的症状和体征，与受累脑血管的血供区域一致。但出现弥漫性脑功能障碍时，如心跳骤停引起的全脑缺血，则不属于脑卒中的范畴。

2. 脑卒中都有哪些名称?

脑卒中的名称有很多，如“中风”“脑血管意外”“脑血管病”。由于这个病来势较快，病势险恶，变化多端，犹如自然界的风一样“善行多变”，所以，中医把这类病称为“中风”。由于这种病的发生是脑血管意外地出了毛病，发病突然、难以预料，因此，又叫“脑血管意外”。西医则把它称为“脑血管病”。

3. 脑卒中分为哪几类?

脑卒中通常分为缺血性脑卒中和出血性脑卒中两大类。

缺血性脑卒中即脑梗死，包括脑血栓形成和脑栓塞。

（1）脑血栓形成，多由动脉粥样硬化、各种动脉炎、外伤及其他物理因素、血液病引起脑血管局部病变形成血凝块堵塞脑血管而发病。

（2）脑栓塞，可由多种疾病所产生的栓子进入血液，阻塞脑部血管而诱发。临床上以心脏疾病为最常见的原因；其次是骨折；或外伤后脂肪入血；

虫卵或细菌感染；气胸等空气入血；静脉炎形成的栓子等因素，栓塞了脑血管所致。

短暂性脑缺血发作（简称 TIA，又叫小卒中或一过性脑缺血发作），以反复发作的可逆性、短暂性失语、瘫痪或感觉障碍为特点，多数发作持续时间小于 1 小时。传统的 TIA 定义为症状和体征在 24 小时内消失，不留后遗症。TIA 是缺血性脑卒中发生的前兆，应引起高度重视。

出血性脑卒中主要包括：

（1）脑出血，系指脑实质血管破裂出血，不包括外伤性脑出血。多由高血压、脑动脉硬化、肿瘤等引起。

（2）蛛网膜下腔出血，由于脑表面和脑底部的血管破裂出血，血液直接流入蛛网膜下腔所致。常见原因有动脉瘤破裂、血管畸形、高血压、动脉硬化、血液病等。

4. 脑卒中发病率为什么居高不下?

错误的观念和不健康的生活方式是导致这一问题最主要、最基础的原因。我国居民在生活方式上如膳食、运动、嗜好等方面存有许多误区，这也是多种慢性非传染性疾病共同具有的危险因素。

另外，高血压、血脂异常、高血糖都可以诱发脑卒中，这些慢性非传染性疾病又统称为生活行为方式病。它涉及日常生活的方方面面，对人们的健康影响重大。同时因为它的普遍性和习以为常，许多人并不觉得生活行为方式对健康的影响有多重要。所以，错误的观念和不健康的生活方式成了“隐形杀手”。另外，某些常见的器质性病变如心脏卵圆孔未闭、房颤，也可以引发脑卒中。

5. 脑卒中是否可防可治?

大部分脑卒中是可以预防的。我们要纠正错误的观念和不健康的生活方式，有意识地避免脑卒中的危险因素。另外，对体内已经形成的病理变化，如颈动脉斑块造成狭窄等，要引起重视，定期进行脑卒中危险因素筛查，及早发现疾病问题，做到早预防、早诊断、早治疗。

脑卒中发生后，在 3 小时内对患者进行包括溶栓治疗在内的有效的救治措施，能够挽救部分尚未坏死的脑组织，极大地改善患者的预后，降低死亡率和致残率，部分患者病情可以完全恢复不留任何后遗症。但在我国，只有不到 2% 的患者能够及时到达医院并接受溶栓治疗。

6. 预防脑卒中从什么时间开始？

建立健康的生活方式，预防脑卒中越早开始越好。因为，动脉硬化的病理改变往往从儿童时期就已经开始，随年龄的增长而逐渐加重，主要与食物中的脂肪含量过高、高糖饮食导致肥胖有关。高脂血症和肥胖是引起动脉硬化的主要原因。从幼年开始，适当控制高胆固醇及高糖食品的摄入，多吃水果蔬菜；养成不偏食、不过量饮食的习惯；积极参加各种体育运动，养成良好的生活习惯，对人一生的健康极为有益。

7. 脑卒中的一级预防和二级预防的内容是什么？

脑卒中的一级预防是指疾病发生前的预防，即通过早期改变不健康的生活行为，积极主动地控制各种致病的危险因素，从而达到使脑血管病不发生（或推迟发病年龄）的目的。二级预防是针对已经有脑卒中症状或已发生卒中的患者而言的，这些人需要预防再次发生脑卒中。此时除了继续控制各种危险因素外，还需根据卒中发生的具体原因进行干预，以预防脑卒中的再次发生。

二、相关健康生活行为

1. 日常生活中，应该注意哪些问题，以预防脑卒中？

生活饮食习惯与脑卒中的发生关系密切，如高盐高脂饮食、吸烟、饮酒、缺乏体育锻炼等都已证实是脑卒中的危险因素。因此，脑卒中的预防要以“健康四大基石”为主要内容，即“合理膳食，适量运动，戒烟限酒，心理平衡”。

还应重点注意以下 4 点：

（1）高血压患者，应注意控制高血压，坚持服用降压药物；

（2）高胆固醇血症患者，应注意控制胆固醇，坚持服用降血脂药物；

（3）糖尿病患者应积极控制血糖；

（4）心房纤维性颤动或有其他心脏疾病者，应控制心脏病等危险因素。

日常生活行为要注意以下 10 点：

（1）饮食要清淡；（2）适度增加体力活动；（3）克服不良的嗜好，如戒烟、限酒、不久坐等；（4）防止过度劳累、用力过猛；（5）老年人应防止过快改变体位、便秘；（6）注意气候变化；（7）每天饮水要充足；（8）看电视、上网等不要太久；（9）保持情绪平稳；（10）定期进行健康体检，发现问题早防早治。

总之，脑卒中对人类生命和健康的威胁是十分严重的，但如果大家都能清楚地认识它的危险因素并积极加以预防，脑卒中的发病率一定会下降。

2. 如何通过改善饮食来预防脑卒中？

我国居民的饮食习惯与西方人差别较大。近年来由于生活水平的普遍提高，人们的饮食习惯正在发生较大变化。高盐可使血压升高并导致动脉硬化形成，是引发脑卒中的主要危险因素之一，很多研究都确认高盐与脑卒中的发生密切相关。我国国民每天吃肉食的比例明显上升，特别是动物性脂肪的摄入量增长较快，而且脂肪和胆固醇的摄入量远高于西方人，容易患有高胆固醇血症，这也是引发脑卒中的主要危险因素之一。

有研究显示，平时吃水果和蔬菜较多的人患脑卒中的机会相对较少。每天进食一些水果和蔬菜可使发生脑卒中的危险降低。《中国脑卒中防治指南》建议：限制食盐摄入量（<6 g/ 天），胆固醇的摄入量每天应 <300 mg；提倡多吃蔬菜、水果、谷类，适量进食牛奶、鱼、豆类、禽类和瘦肉等，使能量的摄入和需要达到平衡。改变不合理的膳食习惯，吃谷类和鱼类（含不饱和脂肪酸）、蔬菜、豆类和坚果可以减少饱和脂肪的入量。

3. 为什么多吃蔬菜水果很重要？

以前中国人吃蔬菜还比较多。近 20 年，我们吃蔬菜从人均 400 多克降到现在 200 多克。本应该多吃的东西反而吃得很少，或者是越来越少，应该限量吃的东西，比如肉类、油脂类却大量增加，而且这个趋势似乎还没有转变的苗头。再比如说水果，这是对健康非常好的食物，应该作为每天每顿的必备食物。但是我国国民吃水果一直很少，特别是男同胞更是吃得不多，认为那是零食。据研究，水果里面含有大量的营养素，可以降低一些疾病的发病和死亡率。比如说肺癌死亡率可以降低 30% 左右，冠心病的发病风险降低 39%，脑卒中可以降低 31%。这是大量的人群实验证明了的，应该据此调整我们的膳食结构。

4. 为什么要适度增加体力活动来预防脑卒中？

生命在于运动，经常运动的人罹患卒中的概率明显减少。运动能够增强心脏功能，改善血管弹性，促进全身的血液循环，增加脑的血流量。运动能够扩张血管，使血流加速，并能降低血液黏稠度和血小板的聚集性，从而减少血栓形成。运动可以促进脂质代谢，提高血液中高密度脂蛋白胆固醇的含量，从而预防动脉硬化。

在实践中，以每天快走 30 分钟为例，罹患脑卒中的危险性可降低 30%。快走是指在 12 分钟内走完 1 公里的路程。增加体力活动的方法和形式有很多种，比如骑自行车、慢跑、爬山、练太极拳等等。每个人可根据自己的体力情况和喜好，选择适合自己的运动。每次活动的时间以 30—60 分钟为宜，最好能长期坚持。

5. 脑卒中发病与季节有什么关系？

气候变化是诱发脑卒中不可忽视的因素。约有一半以上的患者，在秋末冬初气候骤变时发病。这是因为：低气温可使体表血管的弹性降低，外周阻力增加，血压升高，进而导致脑血管破裂出血。寒冷的刺激还可使交感神经兴奋，肾上腺皮质激素分泌增多，从而使小动脉痉挛收缩，增加了外周阻力，血压升高，脑血管缺血。寒冷还可使血液中的纤维蛋白原含量增加，血液浓度增高，促使血液中形成栓子从而发病。寒冷可使呼吸道抵抗力降低，引发急性炎症，急性炎症通过一系列生物生化级联反应，有可能会促进动脉粥样硬化甚至促使斑块破裂，大量的炎性介质会破坏血液系统，使凝血失衡，导致血栓形成。

夏季天气较热，血管相对处于扩张状态，一般认为发生脑卒中的概率会减少，其实也不尽然。当气温较高时，人体大量排汗使体温降低，水分消耗多，容易造成体内缺水，血液浓缩相对黏稠，血流减慢，也容易诱发脑卒中。所以，特别是对有危险因素如高血压、糖尿病、动脉硬化的老年人，在冬季的时候要注意保暖，常到阳光充足的地方晒晒太阳，天冷时减少户外活动。夏天时要避免大量出汗，并及时补水。

6. 吸烟对脑卒中发病有什么影响？

到目前为止，我国男性吸烟率大概为 50%。吸烟不但危害自己，还危害家人、亲友，特别是危害婴幼儿。国际上已有研究表明，烟雾过浓可造成婴儿猝死。许多研究认为，吸烟是许多心脑血管疾病的主要危险因素，吸烟者的冠心病、高血压病、脑卒中及周围血管病的发病率均明显升高。据报告，吸烟者发生脑卒中的危险是不吸烟者的 2 ~ 3.5 倍；如果吸烟和高血压同时存在，脑卒中的危险性就会升高近 20 倍。所以，吸烟对身体健康的危害很严重。

7. 酗酒对脑卒中发病有什么影响？

酗酒或过量喝酒，对健康的影响也是非常大的。酗酒毒害肝脏，损害肝功能。酒精对人体具有强烈的麻醉作用，尤其是酒精含量较高的白酒、白兰地等烈性酒，对人体的毒害更大。它不仅严重损害人体各种器官，而且会引起各种疾病。酗酒会缩短人的寿命。有资料表明，因酗酒引发的脑卒中死亡率为不饮酒者的 3 倍。长期酗酒的人，还会发生酒精中毒性心脏病，严重者可出现心律失常、心力衰竭甚至突然死亡。这是因为过量饮酒者，酒精的吸收与排泄都较快，过量饮酒后血浆中有收缩血管作用的儿茶酚胺浓度升高，导致血压升高。经常饮酒者多喜食荤菜、咸菜下酒，因而摄入大量的钠，也导致血压增高。急性酒精中毒的兴奋期，交感神经兴奋，心跳加快，血压升高，这样管壁薄弱的脑动脉更易破裂而发生脑卒中。

三、脑卒中的筛查

1. 具有哪些危险因素的人群应该接受脑卒中筛查?

脑卒中相关危险因素包括:

（1）主要危险因素:

①高血压或者正在服用降压药物;

②高胆固醇血症或者正在服用降血脂药物;③糖尿病;④年龄超过50岁。

（2）一般危险因素:

①心房纤颤或有其他的心脏疾病;

②呼吸睡眠暂停;

③直系亲属中有卒中或心脏病史（父亲、母亲、兄弟姐妹、儿女）;

④吸烟;

⑤大量饮酒;

⑥缺乏体育锻炼，每周不能坚持做3次体育锻炼（每次至少20～30分钟）;

⑦高同型半胱氨酸血症;

⑧膳食中含过多饱和脂肪酸或油脂;

⑨肥胖;

⑩男性;

⑪牙龈经常出血、肿痛，牙龈萎缩、牙齿松动、脱落;

⑫缺血性眼病史;

⑬突发性耳聋;

⑭绝经后激素疗法。具有以上2项主要危险因素，或具有1项主要危险因素和2项以上（包括2项）一般危险因素，或既往有脑卒中/短暂性脑缺血发作（TIA）病史者，建议接受脑卒中筛查。

2. 脑卒中高危人群应做哪些筛查？

一般筛查有询问记录是否具有某些对脑卒中有严重影响的高危因素，以及实施与脑卒中相关的专业医疗检验检查并记录结果，包括患者既往心脑卒中史、血生化检查、神经系统检查、颈动脉超声检查及经颅多普勒检查（TCD）等。特殊筛查有超声心动、MRI、MRA（磁共振血管成像）、CTA（CT血管成像）、DSA（脑血管造影）。高危人群需要进行脑卒中风险评估，具体见脑卒中风险评估量表，包括一级预防的脑卒中风险评估量表和二级预防的脑卒中风险评估量表。

3. 脑卒中筛查为什么要检查颈动脉？

脑卒中是脑动脉堵塞，但医生却要检查颈动脉是否病变，那是为什么呢？连接心脏和脑动脉的是颈部的四条动脉（前面两条颈动脉和后面两条椎动脉），尽管头在上颈在下，但这些颈部动脉却是通往脑组织的上游动脉，我们可以统称为“颈部动脉干”。如果颈部动脉干中的某一条或多条动脉的管壁有动脉粥样硬化斑块，那么这些斑块的碎片一旦脱落，就会顺着血流进入脑动脉而造成脑动脉堵塞。此外，颈部动脉干的管腔变窄到一定程度或闭塞，脑动脉因得不到足够的血液供应而出现脑缺血或脑梗死。因此，脑卒中患者必须要检查颈部动脉是否有动脉粥样硬化斑块以及通畅程度。

4. 脑卒中筛查，为什么要检查心脏？

一是因为患脑卒中后心脏会受到不同程度的影响；二是因为脑卒中有可能是心脏疾病所致，譬如心房纤颤或其他原因造成心腔内有血凝块，血凝块脱落以后会顺着血流进入脑动脉，造成脑动脉堵塞。所以，患了脑卒中要检查心脏，医生会根据病情需要安排心电图、Holter（动态心电图）和心脏超声等检查。

5. 缺血性脑卒中发生后，应做哪些检查？这些检查具有什么意义？

头颅CT或者磁共振（MRI）上发现缺血性卒中后，可以做如下检查，有助于判断脑卒中是否与颈部或头颅血管病变相关，以明确卒中发生的原因，从而排除心源性脑卒中的可能。

这些检查可以分为无创性和有创性检查。前者包括：颈部血管超声、经颅多普勒（TCD）、头颈部 CT 血管造影（CTA）、磁共振血管造影（MRA）；后者为全脑血管造影（DSA）检查。

6. 颈部血管超声检查对脑卒中诊疗具有哪些指导意义？

颈部超声包括颈动脉超声和椎动脉超声。

颈部超声检查简便易行、无创伤、重复性好，成像清楚、分辨率好。不仅能够准确地判断颈动脉狭窄程度和范围，而且可以判断斑块的性质，对证实颈动脉源性栓塞有提示意义，可为下一步采取何种治疗措施提供有价值的依据。

椎动脉超声也可以判定椎动脉起始段和颈段是否存在管腔狭窄，是否具有手术指征。

有高血压、吸烟史、糖尿病、高脂血症等高危人群，有必要行颈部超声检查，以及早发现动脉粥样硬化斑块，及早干预和治疗，对预防缺血性脑卒中有着更为重要的意义。

7. 对脑出血患者怎样合理选择影像学检查方法？

急诊患者首选 CT 检查，诊断急性脑出血的准确率几乎接近 100%，为急性期脑出血首选影像学检查方法。CT 能够快速、清晰地显示脑出血的特征性高密度病灶，尤其在急性期，能准确显示血肿的部位、大小、出血量、血肿是否破入脑室等，以便及时进行抢救治疗，也可在 CT 引导下进行血肿的穿刺抽吸介入治疗。脑出血亚急性期以后，可选择 MRI 检查或 CT 检查。

8. 脑卒中患者进行影像学检查前，家属应向医生提供哪些信息，并作哪些准备？

发现患者出现脑卒中的相关症状后，应第一时间就医。就医时需携带既往影像资料，向临床医生提供既往脑卒中相关病史。CT检查前，家属应提前去除患者头颈部的金属物；对于躁动患者应提前由临床医生采取措施，尽可能保证CT检查时患者保持不动，以避免运动、金属伪影对图像的干扰。

四、脑卒中的治疗

1. 脑卒中的症状有哪些？

（1）突然口眼歪斜，口角流涎，说话不清，吐字困难，语不达意，吞咽困难，一侧肢体无力或活动不灵活，走路不稳或突然跌倒。这是由于脑血管阻塞或破裂损伤神经功能所致。

（2）突然出现剧烈的头痛、头晕，甚至恶心、呕吐，或头痛头晕的形式和感觉与往日不同，程度加重，或由间断变成持续性。这些征兆表示血压有波动，或脑功能障碍，是脑出血或蛛网膜下腔出血的预兆。

（3）面、舌、唇或肢体麻木，也有的表现眼前发蒙或一时看不清东西，耳鸣或听力改变。这是由于脑血管供血不足而影响到脑的感觉功能的缘故。

（4）意识障碍，表现精神萎靡不振，老想睡觉，整日昏昏沉沉；或性格一反常态，突然变得沉默寡言，表情淡漠，行动迟缓或多语易躁，甚至有的出现短暂的意识丧失，这都和脑卒中有关。

（5）全身疲乏无力，出虚汗，低热，胸闷，心悸或突然出现打呃、呕吐等，这是植物神经功能障碍的表现。

每个患者上述症状均有不一定表现，但只要有症状出现，就是中老年人脑卒中警报，要特别警惕。此时，应让患者保持安静，及时卧床休息，避免精神紧张，尽量少搬动，及时就近送医院诊治。

2. 如何判别脑卒中的早期危险信号？

脑卒中来势急骤，但在发病之前，有一个脑循环短暂障碍但又可以恢复的阶段，临床上表现为各种先兆症状，常在脑卒中发生前数分钟至数天内出现，归纳起来大致有以下几种：

（1）各种运动障碍。身体一侧或双侧，上肢、下肢或面部肌肉出现无力或活动不灵。

（2）感觉障碍。口唇、面舌、肢体麻木，耳鸣、听力下降。

（3）单眼或双眼突发视物模糊，或视力下降，或视物成双。

（4）言语表达困难或理解困难。

（5）头晕目眩、失去平衡，或任何意外摔倒，或步态不稳。

（6）头痛，通常是严重且突然发作或头痛的方式与往常不同。

（7）性格、行为、智能方面突然一反常态。

这些症状可以是一过性的，也可以反复发作或逐渐加重，发现后要尽早采取措施加以控制，以减少疾病进展的危害。

3. 如何判断是否发生了急性脑卒中？

当怀疑脑卒中时，可以按照眼、口、手、脚的顺序观察自己是否发生了卒中：症状突然发生；一侧或双眼视力丧失或模糊；双眼向一侧凝视；视物旋转或平衡障碍；一侧面部麻木或口角歪斜；说话不清或理解语言困难；一侧肢体（伴或不伴面部）无力、笨拙、沉重或麻木；既往少见的严重头痛、呕吐；上述症状伴意识障碍或抽搐。

4. 脑卒中症状出现后应该怎么办？

（1）如果发现出现脑卒中症状，要保持安静，卧床休息，通知周围人或家人，并且让了解病情的家属陪同入院以便向医生提供详细病史。

（2）紧急拨打急救电话。尽快选择能治疗脑卒中的专业医院。脑卒中的最佳治疗时机是发病三小时内，不能等待自我转好，以免失去最佳治疗时间。搬动最好用担架，途中避免颠簸。

（3）家庭紧急处理。如果家里有血压计，测量并记录血压。注意不要给患者使用一些不能确定的药物以免加重病情或出现药物的不良反应。如果脑卒中患者已经出现吞咽困难的问题，喂药的过程中很有可能出现呛咳、误吸、窒息，导致加重病情甚至危及生命。

5. 是否每年春秋季节定期输两次液会预防脑卒中？

很多老人家认为每年输液能够疏通血管，这样就能预防脑卒中。目前，还没有科学研究来证明这种输液预防的方法是有效的。如果没有相关脑卒中症状，单靠短期输一二种药物是不能起到预防作用的。及时治疗相关疾病（高血压、心脏病、糖尿病、高血脂、肥胖等）和改变不良生活方式（吸烟、酗酒等）才是预防脑卒中的有效措施。

6. 预防脑卒中用中成药好还是西药好？

很多患者出院时并不希望带太多的西药，认为吃太多的药对身体不好，过多地相信中成药物。其实对于像阿司匹林类抗血小板聚集药物、他汀类调脂药物，已经过大规模的临床验证对预防脑卒中有肯定的作用，具有循证医学的证据，是推荐长期服用的。中成药在我国广泛用于治疗缺血性脑卒中已有多年，汲取了数千年中国中医理论的精华，对于改善脑循环有一定作用，也是可以根据患者的具体情况运用的。

7. 如何使用阿司匹林来预防缺血性脑卒中？

经大量国内外临床研究证实，抗血小板聚集药物阿司匹林是防治脑卒中的有效药物，它使急性缺血性卒中的病死率、复发率显著下降。除非有阿司匹林禁忌症如胃肠道急性溃疡、出血和对该药过敏外，一般不用其他抗血小板聚集药物代替阿司匹林。然而，阿司匹林在我国心脑血管病患者中的预防使用率仅为14%。因此在缺血性脑卒中的预防及治疗中应规范应用阿司匹林，以使更多患者获益。

目前神经科门诊大部分的患者服用阿司匹林的治疗剂量偏低。有大规模临床试验研究证据表明，用阿司匹林进行二级预防的有效剂量为75 ~ 150毫克/天，需要长期服用。如果每天的治疗剂量低于75毫克，对于多数人不能达到有效的抗血小板聚集、预防血栓的目的；而每日超过150毫克，不但不能增大其预防血栓作用，反而会增加其毒副作用。

8. 怎样选择治疗脑梗死的药物？

专家们认为选择药物首先要考虑药物的有效性和安全性。大量的临床研究证实，有效治疗急性期脑梗死的药物有：rt-PA、阿司匹林、丁苯酞等。怀疑有中风者应立即到医院，在医生的指导下用药，选择具有国药准字号的药品，不要轻易相信一些促销的保健品。

9. 脑卒中治好后是否不会复发？

脑卒中的特点之一就是容易复发。据报道，约有 1/3 的脑血管患者在 5 年内可能复发。而不同的脑血管病复发率也不相同，出血性脑血管病高于缺血性脑血管病。脑血管病复发率最高者为蛛网膜下腔出血，有人统计 80% 的患者 6 周内复发，2 周内复发者更多见。脑血管病一旦复发，治疗更加困难。所以对脑血管病来说，应预防复发。

脑卒中第 1 次发病后，经过治疗临床症状得到了控制，但病因没有完全消除。引起脑血管病的常见病因是高血压、脑动脉硬化、心脏病、糖尿病、高脂血症等，这些多属慢性疾病。只有坚持长期治疗，控制病情进展，才有可能减少脑卒中复发风险。

总之，脑血管病的复发问题应予以高度重视。在恢复期除应积极采取各种康复措施外，还应注意治疗原发病，预防脑血管病的复发。

10. 糖尿病患者合并脑卒中的发病特点是什么？

糖尿病是脑血管病的重要危险因素之一，糖尿病患者发生脑卒中的危险性明显高于一般人群。英国著名的 UKPDS 研究发现，2 型糖尿病患者糖化血红蛋白水平每增加 1%，发生脑卒中的风险增加 12%；糖化血红蛋白水平每减少 1%，发生脑卒中的危险降低 12%。而且糖尿病患者发生脑卒中的年龄较非糖尿病患者年轻。缺血性脑卒中比出血性脑卒中更常见。在缺血性脑卒中 /TIA 患者中，无论是急性期还是恢复期，糖代谢异常的发生率均明显高于一般人群，约半数以上的脑卒中患者存在糖代谢异常。

糖尿病合并脑卒中以中、小程度的脑梗死为多见，CT 检查可见多数病例为多发性腔隙性脑梗死。糖尿病也可以致患者出现严重的颈动脉粥样硬化，并引发颈动脉栓塞导致不可逆性脑损害。此外，患者脑卒中易反复发作，且呈进行性加重，预后较差。

11. 糖尿病患者罹患脑卒中的危险因素有哪些?

糖尿病患者脑卒中的危险因素包括肥胖、体力活动少、遗传、吸烟、经常过量饮酒、性别和年龄增长。另外，前瞻性研究显示空腹血糖受损（IF g）或糖耐量异常，就是脑卒中的一种危险因素。

除此以外，多数 2 型糖尿病伴有胰岛素抵抗、血脂异常（表现为极低密度脂蛋白、胆固醇和甘油三酯显著增加，高密度脂蛋白降低）、高血压以及凝血机制异常，这些因素都与动脉粥样硬化有着密切的联系。微量白蛋白尿不仅是进行性肾损害的前驱征象，而且还预示脑卒中的高危险性。

12. 糖尿病患者如何防止脑卒中发生?

为了防止脑卒中的发生，需要早期筛查、早期诊断糖尿病，对糖尿病或糖尿病前期患者进行生活方式和（或）药物干预能减少包括缺血性卒中 / 短暂性脑缺血发作（TIA）在内的大血管事件。另外还需要对患者进行多重心血管危险因素管理，包括按糖尿病治疗指南进行全面血糖控制，同时注意预防低血糖发生，合理使用降血压、降血脂及抗血小板等药物治疗，全面控制患者各项心脑血管危险因素。

13. 脑卒中患者的血糖应该怎样管理?

高血糖加重脑卒中后的脑损害。缺血性脑卒中 /TIA 的二级预防的血糖管理原则是：在避免低血糖的前提下，使血糖控制到接近正常水平，以减少微血管及大血管并发症。

在缺血性脑卒中 /TIA 一级预防中，控制血糖能减缓高血糖相关动脉粥样硬化的发展，降低心脑血管事件的发生风险。血糖控制目标应个体化，避免低血糖。对于糖尿病病史较长、有严重低血糖病史、预期寿命有限、已发生明显微血管或大血管并发症、并存多种疾病的患者，应采取相对宽松的降糖治疗策略与目标值。

14. 发生脑卒中后，糖尿病患者应该如何预防脑卒中的再次发生？

（1）生活方式改变。

这些改变包括限盐、戒烟、减轻体重、多摄入低糖水果、蔬菜和低脂肪产品、规律的有氧身体活动以及限制酒精摄入。

（2）抗栓治疗。

非心源性缺血性脑卒中或 TIA 患者，推荐使用抗血小板治疗而非口服抗凝药，以降低卒中复发及其他心血管事件风险。阿司匹林单药治疗、氯吡格雷单药治疗，均是初始治疗的可选方案。选择抗血小板药物应当个体化，应基于患者的危险因素、经济情况、耐受性及其他临床特征作出选择。在氯吡格雷基础上联用阿司匹林可能增加出血风险，不推荐在缺血性脑卒中或 TIA 后二级预防中常规使用。对于对阿司匹林过敏的患者，可以使用氯吡格雷。但如果脑梗死或 TIA 是房颤所致，二级预防就应该首选抗凝治疗而不是抗血小板治疗。

（3）降压治疗。

绝对的目标血压水平和降低程度不确定，应当个体化。但血压平均降低大约 10/5 mmHg 可以获益。

（4）调脂治疗。

缺血性脑卒中或 TIA 患者，如有动脉粥样硬化证据、低密度脂蛋白胆固醇（LDL-C）≥ 2.6mmol/L，推荐用强化降脂效果的他汀治疗以减少脑卒中的发生。伴有动脉粥样硬化的缺血性卒中或 TIA 患者，如有冠心病史，将 LDL-C 降幅 >40% 或将目标 LDL-C 水平设定为 <2.07mmol/L，以取得最大获益。

（5）降血糖治疗。

根据糖尿病治疗指南进行诊治。在避免低血糖的前提下，血糖可控制到接近正常水平。

糖尿病患者全面控制以上各项危险因素，方能更好地预防脑卒中再发。

15. 脑卒中患者是否血压降得越低越好？

一些高血压患者在得知自己血压高后，往往很着急，希望能很快将血压降下来，这种想法是错误的，血压降得过快过低会使人感到头晕、乏力。合并高血压的脑卒中病人，应该在不同的病程采用不同的降压策略，譬如在脑卒中急性期尽量将血压保持在较高水平，恢复期后缓慢降压、逐步达标。一般来说，单纯高血压患者应将血压控制在低于 140/90 mmHg，合并糖尿病和肾脏病的患者降压目标以低于 130/80 mmHg 为宜。但对于合并脑血管狭窄的高血压患者，为保持充足的脑部供血，血压控制不宜过低。脑血管狭窄程度较重时，如果将血压降得过低，会使本来就已处于缺血状态的大脑进一步加重缺血，发生脑梗死。因此，对高血压的治疗应根据患者的实际情况将血压控制在合理的水平。

16. 高血压脑出血患者是否可以用止血药物？

高血压患者发生脑出血时，很自然想到止血治疗。然而，到目前为止，还没有临床研究证实止血治疗有效。但对病前曾接受溶栓和抗凝治疗、发病 24 小时内就诊的患者，可以考虑适当使用止血药物。另外，凝血指标异常，如出血时间和凝血时间延长者，则支持使用止血药物或者给予输血、冻干血浆治疗。

17. 什么是脑血管搭桥手术？

脑血管搭桥手术就是在脑动脉的狭窄或闭塞处建立新的通道恢复血液的供应,改善临床症状,减少脑梗塞发生。当前,最常用的是颅内－外动脉吻合术。这种手术先在颅骨上开一个骨瓣，在显微镜下用非常细的缝线，将直径仅有几毫米的颅内、颅外血管缝合，接通血管，使得颅外血管里的血液，可以通过这条途径流入脑内，使缺血区的血液循环得到改善，避免发生脑梗死，达到恢复脑功能的目的。

18. 什么是颈动脉内膜剥脱术（CEA）？

颈动脉内膜剥脱术（简称 CEA) 是由外科医生将堵塞在颈动脉内的动脉粥样硬化斑块去除的外科操作过程，可以去除颈动脉斑块造成的狭窄，消除颈动脉来源的栓子，预防由斑块脱落引起的脑卒中，改善或恢复缺血区域脑组织的血流，起到预防脑卒中或缓解脑卒中症状的作用。具体来说，颈动脉内膜剥脱术是切除增厚的颈动脉内膜粥样硬化斑块，恢复大脑血供。该手术比较成熟，开展至今已有 50 多年历史。国际上已有多项研究证实了颈动脉内膜剥脱术的有效性，为治疗重度颈动脉狭窄的首选技术。手术适应人群主要为颈动脉狭窄大于 50% 的症状性患者，或颈动脉狭窄≥ 70% 的无症状患者。

19. 哪些人适合接受颈动脉内膜剥脱术?

不论是已经发生脑卒中的患者，还是有短暂性脑缺血发作（TIA），如持续时间很短的、突然的肢体无力、黑蒙等，或还没有出现任何脑卒中症状的患者，如果检查发现有一根或多根颈动脉狭窄在 70% ~ 99%，就适合接受颈动脉内膜剥脱术。

20. 什么是颈动脉支架血管成形术（CAS）?

颈动脉支架成形术，是近十年来开展的一种新的微创性、低侵入性介入治疗，手术成效高且施行简易。手术操作时在患者的股动脉做一个穿刺小孔，将保护装置透过导管送至颈部动脉，再置放支架，即可将已呈现硬化、狭窄的颈动脉部位撑开。整个手术耗时不长，成功率超过 98%，能有效降低因颈动脉狭窄导致缺血性脑卒中的概率，为颈动脉内膜剥脱术的补充措施。CAS 手术的住院时间短，对于年长、不适合大型外科手术的患者尤其适用。

21. 脑血管狭窄是否都可以用支架治疗?

脑动脉狭窄可显著增加患者得缺血性脑卒中的风险。对于脑动脉粥样硬化性狭窄，内科治疗方法能起到一定的延缓进展和使斑块稳定的作用，但难以使狭窄的程度明显减轻。血管内支架治疗以其肯定的临床疗效已在国内迅速开展。专家指出：并非所有的脑血管狭窄患者都需要血管内支架治疗。对于是否实施支架治疗，医生会根据脑血管狭窄患者的脑血流情况、病情特点，以及支架治疗对患者的好处与风险，综合分析，做出判断。对有症状的中度脑血管狭窄患者应首选正规内科药物治疗，内科治疗无效再考虑血管内支架治疗。

对于从未出现过缺血症状的脑动脉狭窄，血管造影显示狭窄程度 <70%，不宜采用支架治疗，而应该采用药物治疗；狭窄程度 >70%，可选择支架治疗。这里讲的缺血症状，是指前面提到过的因为动脉狭窄导致的短暂性脑缺血发作或脑梗死。无症状颅内动脉狭窄年卒中风险仅1—3%，如果采用目前最佳的药物治疗还可能使卒中风险进一步降低。盲目的支架治疗，只能给患者及家属带来不必要的经济负担和心理压力，因此对支架治疗应持慎重态度。

22. 颈动脉内膜剥脱术（CEA）与颈动脉支架成形术（CAS）哪种更好？

CEA和CAS都是恢复颈动脉血流的很好方法，两者各有利弊。一般来说，当狭窄病变位于颅外段手术可及的部位时，首选CEA。

如果出现如下情况，应考虑采取CAS：

（1）当狭窄病变位于颈部较高位置；

（2）狭窄病变位于颅内段，手术无法达到；

（3）病变位于手术可及的区域，但患者合并有严重的临床状况，不能耐受手术；

（4）出现CEA后再狭窄。

无论是颈动脉内膜剥脱术，还是颈动脉支架血管成形术，外科手术长期疗效的维持，离不开内科药物治疗，尤其是口服抗血小板药物和他汀类药物。常用的抗血小板药物为阿司匹林和氯吡格雷。前者价廉且疗效确切，后者抗血小板聚集效果更佳，但价格较贵。术后有条件者可长期口服氯吡格雷，无条件者可联合使用氯吡格雷和阿司匹林3个月后，改为阿司匹林单药治疗。

23. 什么是自发性蛛网膜下腔出血和动脉瘤，当前诊疗方法有哪些？

自发性蛛网膜下腔出血，是由多种原因引起的脑血管突然破裂，血液进入颅内蛛网膜下腔所引起的临床综合征。其中80%的病因为脑动脉瘤破裂。脑动脉瘤为血管壁局部薄弱而产生的瘤样突起，就像是在脑血管壁上吹起的一个气球。当脑血管收缩，或动脉瘤体内血液充盈到极限时，就会导致瘤体破裂，引起颅内出血、蛛网膜下腔出血。诊断方法包括头颅CT、核磁以及脑血管造影。颅内动脉瘤外科治疗方法主要包括开颅夹闭术和介入栓塞术。脑动脉瘤夹闭术是最常用的治疗方法，已经有很长的历史，针对大多数动脉瘤术后效果较好。动脉瘤夹是钛制的，可不受 MRI、机场安检设备及金属探测器等设备影响。介入栓塞治疗动脉瘤，是用很细的导管通过股动脉到脑内动脉再到动脉瘤，然后用弹簧圈或球囊填塞动脉瘤。术后需定期随访，评定栓塞的效果。

24. 什么是脑出血，当前诊疗方法有哪些？

脑出血又称脑溢血，是指非外伤性脑实质内的自发性出血。其病因多样，绝大多数是高血压小动脉硬化的血管破裂引起，故有人也称高血压性脑出血。脑出血与高血压病的关系密切，为中老年人常见的急性脑卒中，病死率和致残率很高，是我国脑卒中中死亡率最高的临床类型。诊断方法依据临床症状、体征以及头颅 CT。治疗包括内科对症治疗和外科手术治疗。外科干预的目的主要是尽快清除血肿、降低颅内压、挽救生命，其次是尽可能早期减少血肿对周围脑组织的压迫，降低致残率。主要采用的方法有以下几种：去骨瓣减压术、小骨窗开颅血肿清除术、钻孔穿刺血肿碎吸术、内窥镜血肿清除术、微创血肿清除术和脑室穿刺引流术等。

五、脑卒中的康复治疗

1. 脑卒中患者为什么需要康复治疗？

脑卒中患者常存在各种后遗症和功能障碍，包括肢体活动不利、感觉麻木、言语不清、吞咽困难、大小便失禁等，导致患者生活不能自理，甚至长期卧床。临床急救治疗主要在于挽救患者生命和减少并发症，而这些后遗症的处理则需要及时的康复治疗。康复治疗就是综合应用各种康复治疗技术，最大限度改善患者的功能，从而提高患者的生活自理能力（包括独立穿衣、吃饭、洗漱、步行等)，改善患者的生活质量，使患者可以回归家庭和社会。

2. 脑卒中康复治疗有哪些方法?

脑卒中康复治疗方法包括康复医疗处置、物理疗法、作业疗法、言语治疗、心理治疗、矫形器治疗、中国传统治疗以及康复护理等。

(1)康复医疗主要是处理脑卒中患者的各种临床问题。物理治疗强调通过反复运动训练改善患者的活动能力，使患者能够独立翻身、坐起、站立和行走等，分为电疗、光疗、磁疗、水疗等。

(2)作业疗法则着重于训练患者独立完成穿衣、吃饭、洗漱等日常活动，提高患者的生活自理能力。

(3)言语治疗可以提高患者语言和非语言表达能力。

(4)心理治疗是对脑卒中继发抑郁或焦虑的患者进行心理疏导及药物治疗。

(5)矫形器治疗是指当患者出现足下垂及内翻等情况，很难自身纠正时可加用根据具体畸形肢体配置的矫形器协助肢体功能康复。康复治疗由康复医师、康复治疗师、康复护士共同完成，针对脑卒中患者各方面的问题进行分析评定，制定个体化的康复治疗方案，开展综合、全面、系统的康复治疗。

3. 应何时进行康复治疗?

脑卒中患者长时间卧床可导致肌肉萎缩、关节挛缩变形、骨质疏松、皮肤破损等问题。因此脑卒中康复一定要尽早进行，患者只要生命体征平稳就可以进行康复治疗。早期的康复治疗以良肢位摆放、关节被动活动、早期床边坐位训练等为主，有助于患者的神经功能恢复，避免过分卧床的不利影响。脑卒中后康复治疗的最佳时间是在发病后 3 个月以内，如果超过 1 年再进行康复治疗，各种功能恢复的效率将有所降低。

4. 家人突发脑卒中应采取哪些家庭急救措施?

患有高血压、心脏病或糖尿病的患者，突然头晕、头痛或晕倒，随后出现口眼歪斜、流口水、说话含混不清或呕吐、一侧肢体瘫痪等症状，很可能是脑卒中，要立即采取以下措施:

（1）立即拨打急救电话“120”，并把以下情况描述清楚：您或其他现场联系人的姓名和电话号码。患者的大致情况，如姓名、性别、年龄、发病原因及主要症状。要求急救车到达的具体地点和该地点附近的明显标志，如建筑物或公交车站等。待急救电话的接听者告诉您可以挂电话时您再挂断，然后马上派人去等候急救车，同时保持您或其他现场联系人的电话畅通。必要时不要放下电话，询问并听从医生指导进行处理。

（2）应使患者仰卧，将头偏向一侧，以防止痰液或呕吐物引起呛咳或回吸入气管造成窒息。如果患者口鼻中有呕吐物阻塞，应设法抠出，保持呼吸道通畅。如患者未清醒，切忌盲目给患者喂水或饮料。

（3）解开患者领口钮扣、领带、裤带、胸罩，如有假牙也应取出。

（4）如果患者是清醒的，要注意安慰患者，缓解其紧张情绪。宜保持镇静，切勿慌乱，不要哭喊或呼唤患者，避免造成患者的心理压力。

（5）不要舍近求远，脑卒中患者早期处理一刻千金，必须分秒必争，不要只顾到有名气的医院而延误抢救时间。

（6）在没有医生明确诊断之前，切忌给患者服用药物，如止血剂、安宫牛黄丸等，以及平时服用的降压药，防止加重病情。在整个运送过程中家属最好尊重急救医师的建议。

5. 脑卒中健康管理的核心内容是什么？

（1）健康监测：通过系统地、连续地收集与健康状况相关和影响健康状况的各种因素资料，经过归纳、整理、分析，产生与健康有关的信息，了解其存在的潜在健康问题。

（2）健康风险因素评估和分析：根据健康监测所收集产生的健康信息，对个体或群体的健康状况及未来患病或死亡的危险性，利用各种健康风险评估工具进行定性或定量评估，系统分析其所处的健康状态及在未来患慢性病的危险程度、发展趋势及相关的危险因素，为干预管理和干预效果评价提供依据。

（3）制订个体化的健康管理计划进行健康指导：帮助被管理者认识到自身存在的健康风险，指出消除或减轻影响健康的危险因素的行动方向。

（4）健康危险因素干预：应用临床医学、预防医学、行为医学、心理学、营养学和其他健康相关学科的理论和方法对个体或群体的健康危险因素进行控制和处理。